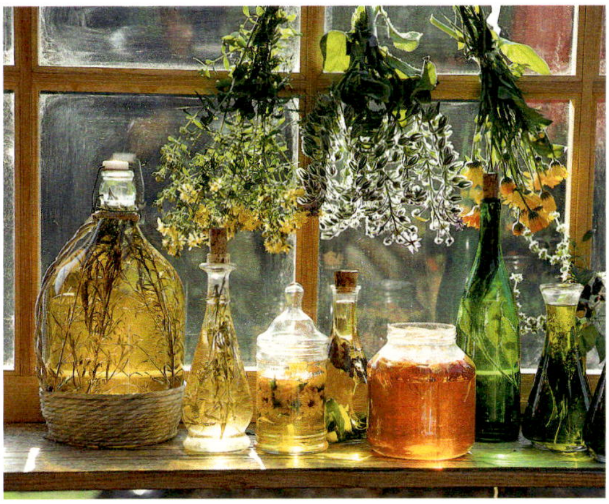

Die Kräuterapotheke Gottes

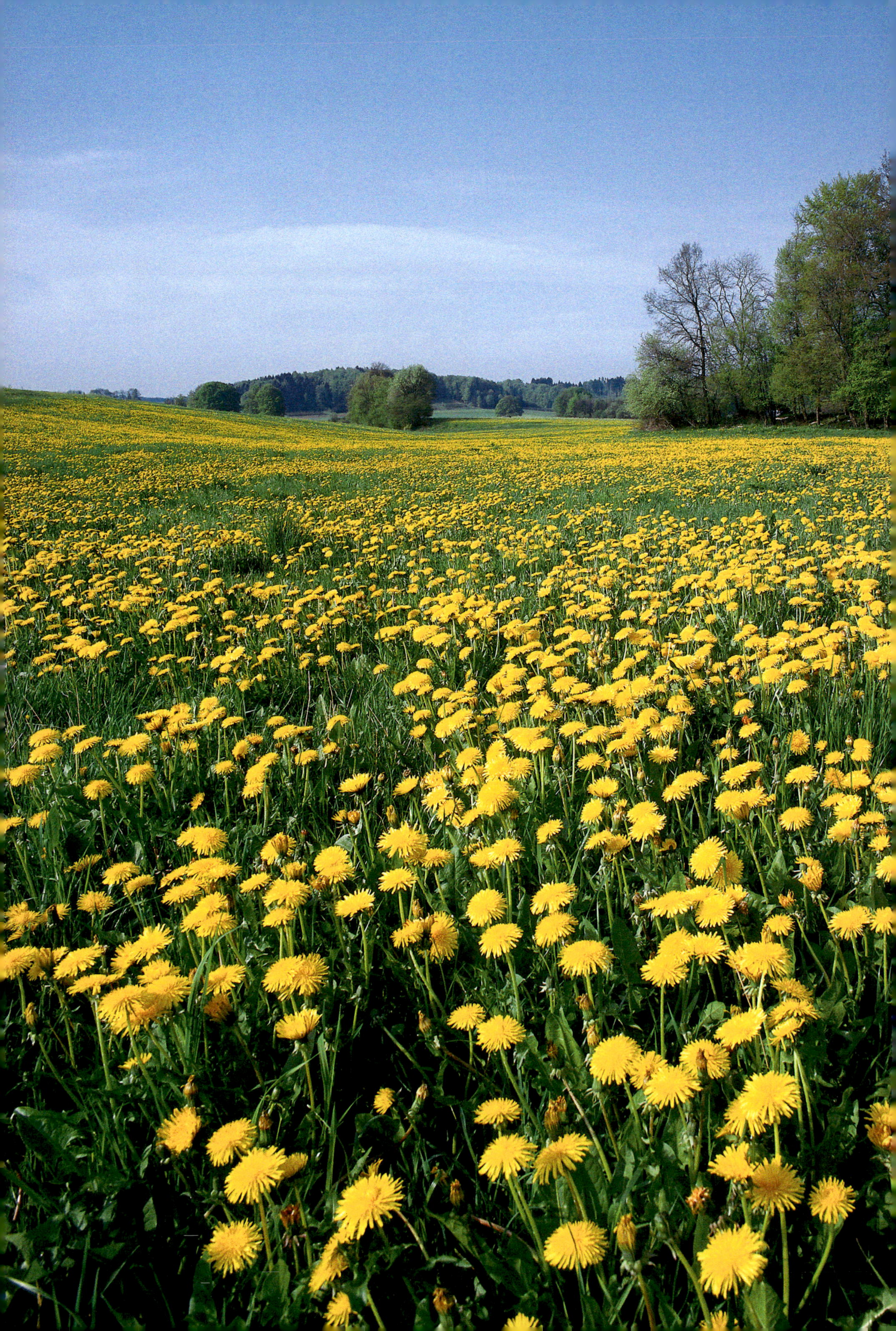

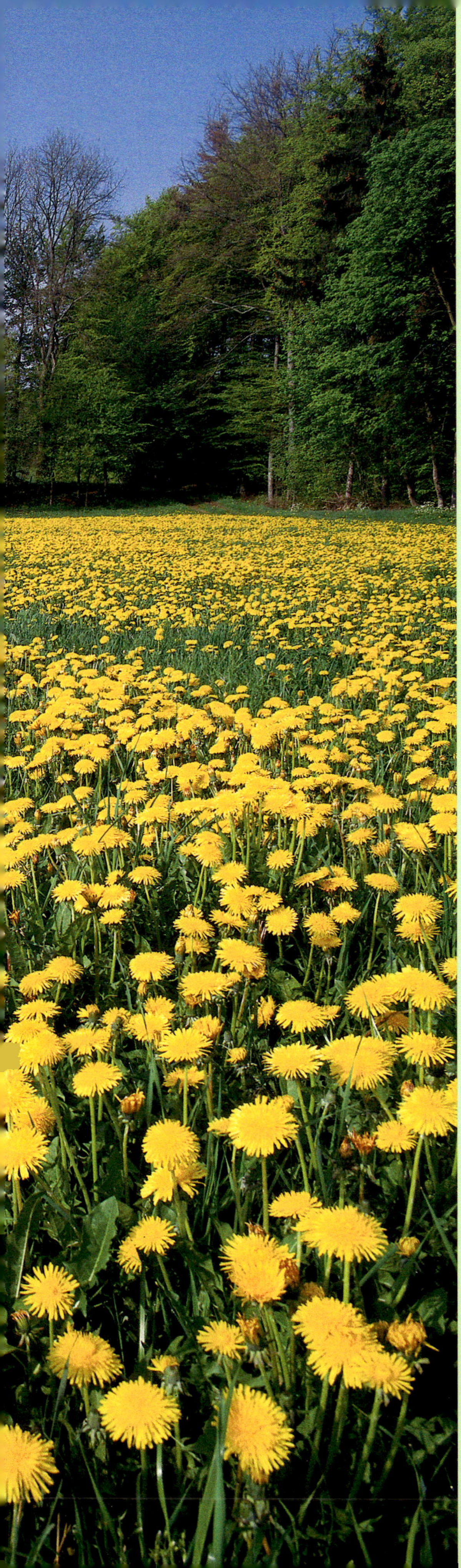

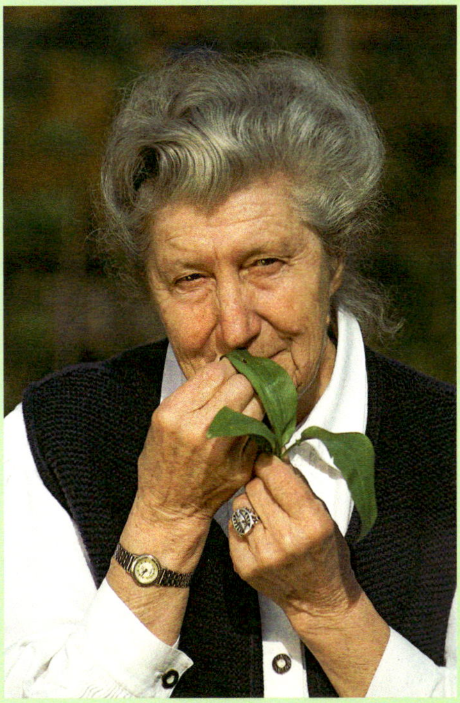

Eva Aschenbrenner

Die Kräuterapotheke Gottes

Zusammengestellt
von
Angelika Throll

12. Auflage

KOSMOS

Inhalt

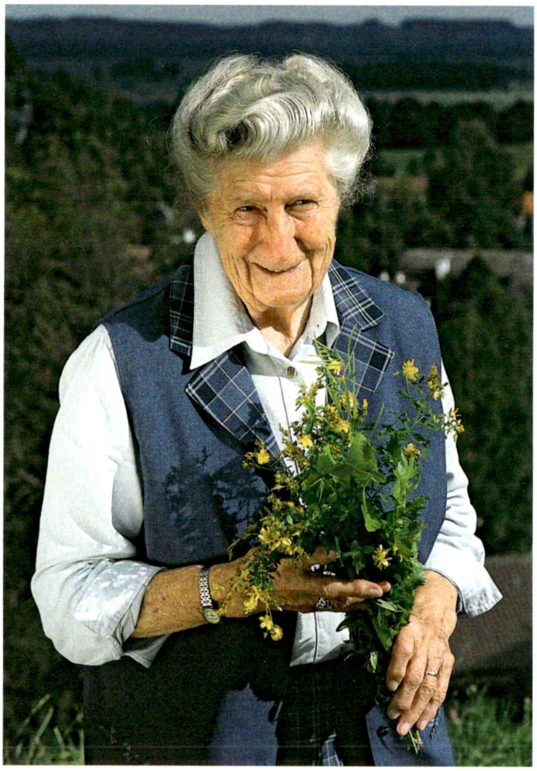

Begleitwort

Krankheit als Weg – mit diesem eindrucksvollen und denkwürdigen Satz möchte ich mich vor allem bei meinem lieben Mann, Hans Aschenbrenner, bedanken, der durch sein jahrelanges Leiden mir Augen und Ohren geöffnet hat. Oft spürte ich die Ohnmacht, nicht helfen zu können. Nun, da alles endgültig war, fühlte ich eine Verpflichtung und einen Auftrag, diesen Weg weiterzugehen. Ermutigt hat mich der Tölzer Heilpraktiker, Thomas Rest, sowie Dr. Walter Stübinger, Arzt für Naturheilverfahren. Besonderer Dank gilt meinem Sohn Robert, der mir eine feste Stütze in meinem Wirken ist. Diese Menschen im Rücken geben mir besondere Motivation und Kraft. Allen denen möchte ich danken, die mir Tipps und Hinweise und positive Rückmeldungen mündlich oder schriftlich übermittelt haben. Die größte Kraft aber gibt mir unsere Schöpfung mit ihrer einmalig wunderbaren Natur, in der wir uns befinden und uns bedienen dürfen. Mit einem Bitten und Danken ohne Unterlass – es ist unsere Pflicht mitzuhelfen, das Wunder Natur zu erhalten.

Herzlichst

Eva Aschenbrenner

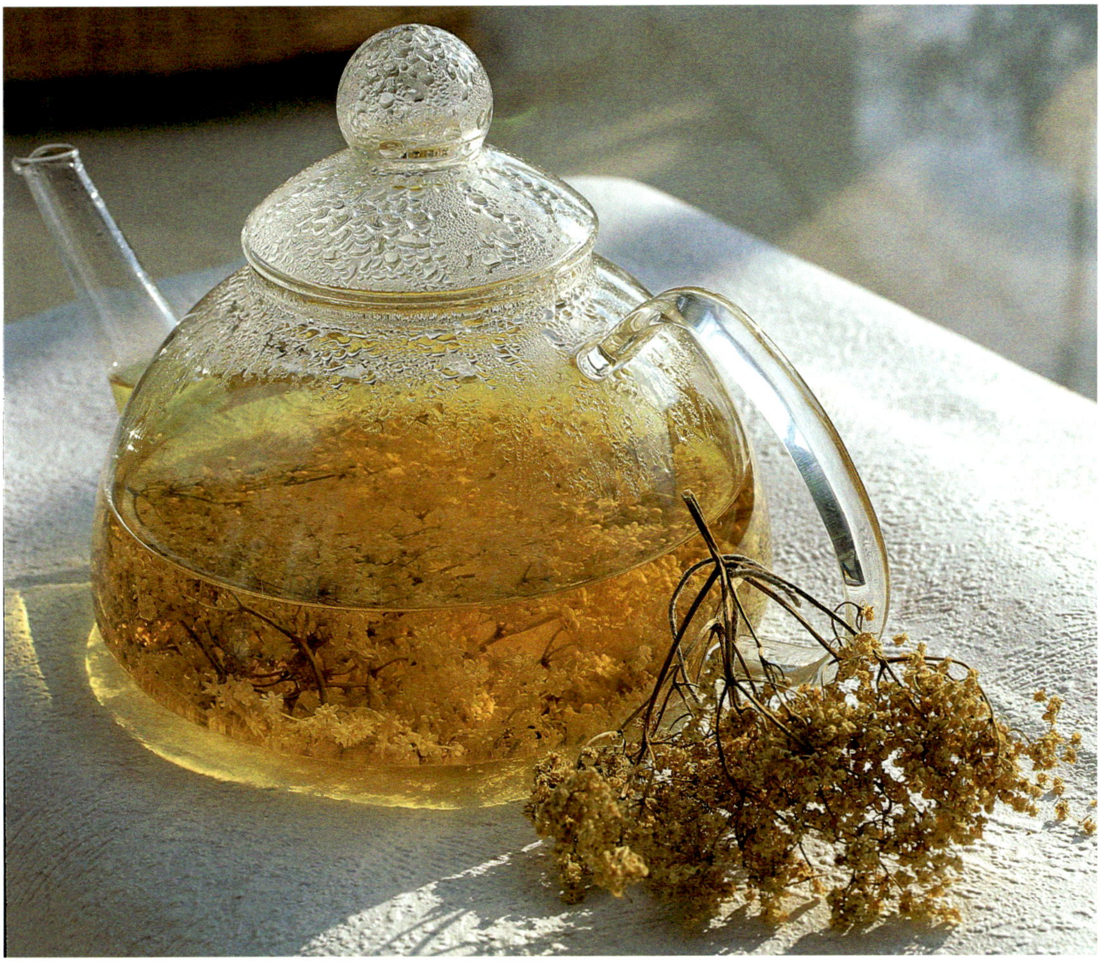

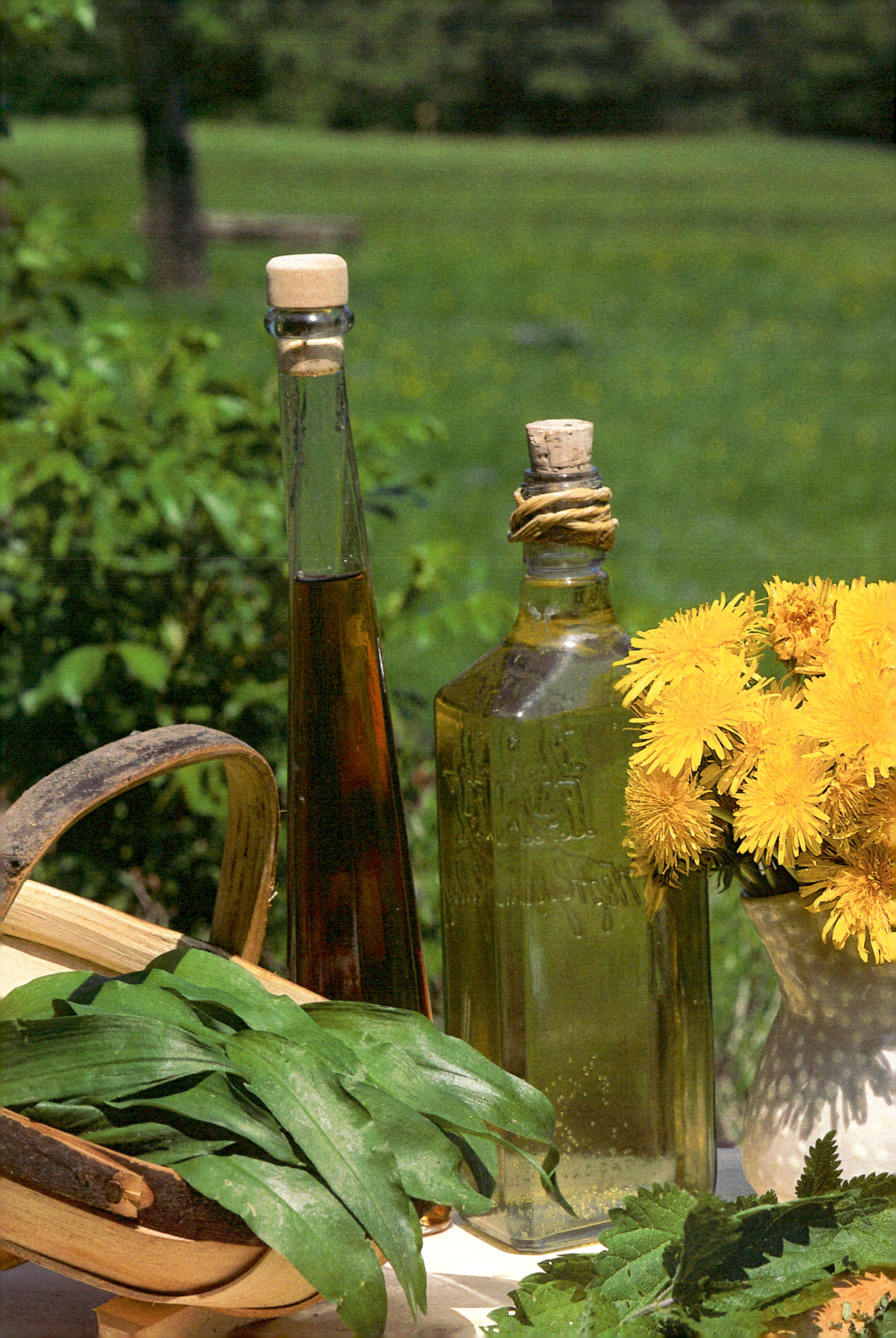

Meine ausgewählten Pflanzen

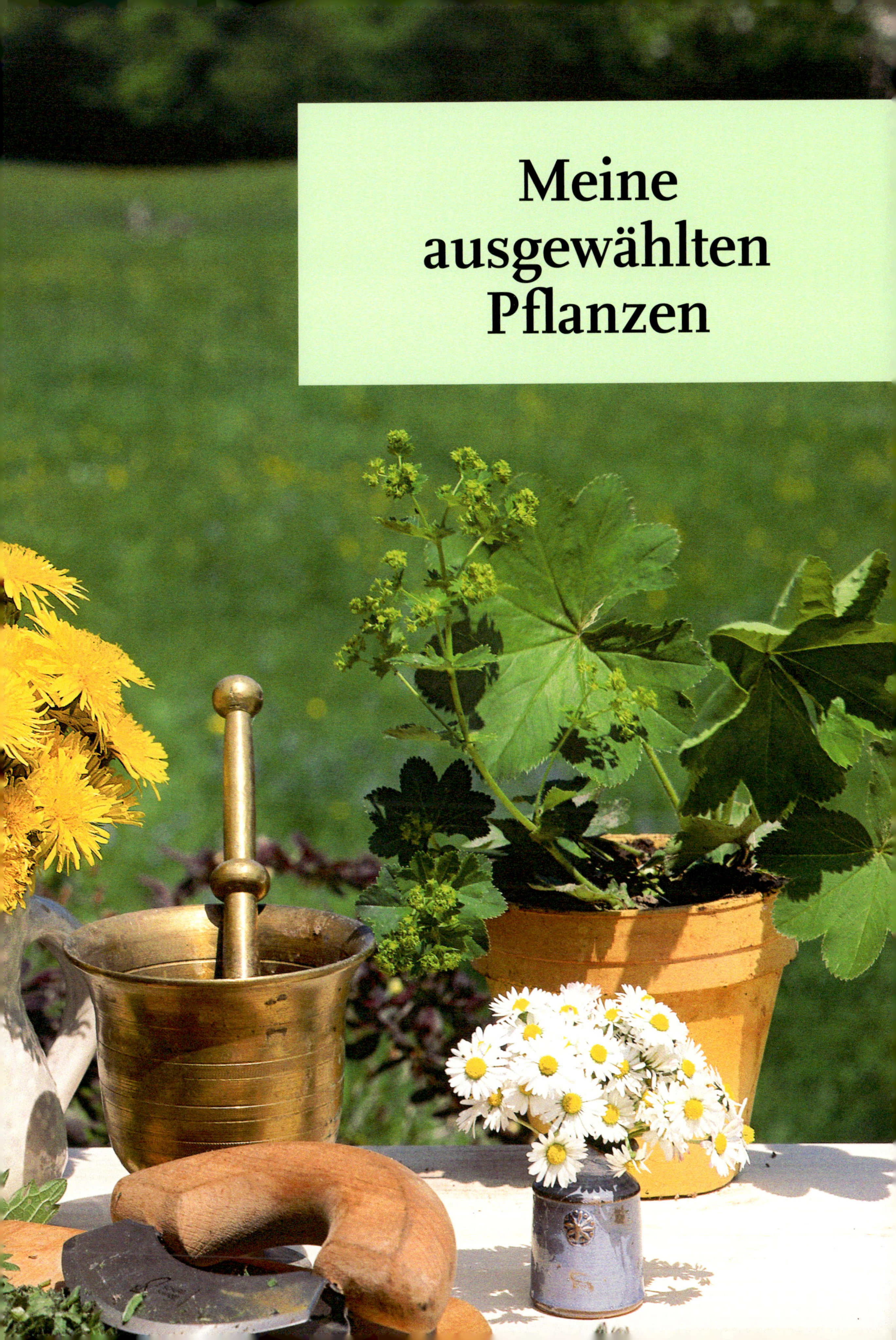

Apfel

Malus domestica

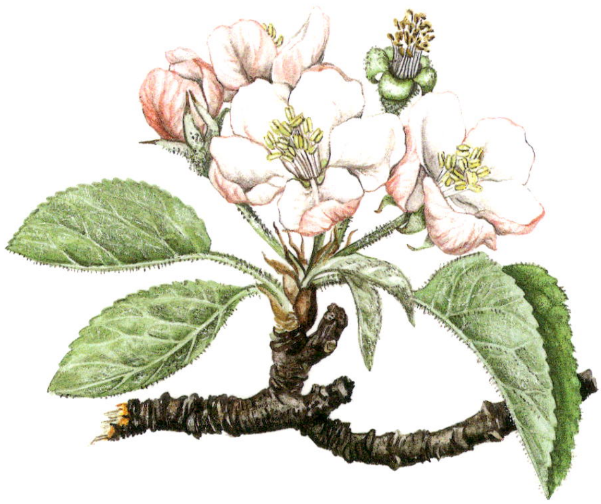

Äpfel sind ein wunderbares heimisches Obst. Schon Hildegard von Bingen empfahl diese Frucht, wobei sie sagte, dass die verschrumpelten Äpfel nach den Wintermonaten die besten für Magen und Gedärme sind. Ich rate dazu, zwei Äpfel am Tag zu essen, vormittags und am Nachmittag. Am Abend ist der Genuss nicht empfehlenswert. Am besten genießen Sie die Früchte auf leeren Magen. Niemals zum Nachtisch. Die Äpfel passieren schnell den Magen, viel schneller als viele andere Speisen, daher isst man sie zuerst. Bitte nicht schälen. Die meisten Inhaltsstoffe sitzen in der Schale. Vor dem Essen warm abwaschen und – wenn nötig – bürsten.

Äpfel halten Krankheiten fern. Sie enthalten unter anderem Vitamine, Fruchtsäuren und Fruchtzucker sowie Pektine. Sie helfen die Verdauung zu regulieren. Einen geriebenen Apfel gab man uns Kindern gerne bei leichten Durchfallerkrankungen.

Wie bringe ich den Ring um die Hüften weg?

Ich sage immer: Mit einem Liter 6er® Tee pro Tag, viel Obst und Gemüse, wenig Fett und dem Apfelessigwasser zum Mittagessen.

Meine Empfehlung: Bleiben Sie bei heimischen Apfelsorten. Meine bevorzugten Sorten, die auch bei mir im Garten wachsen, sind der Lederapfel, Roter Boskoop und der Jakob Fischer, den ich besonders liebe. Die beiden ersten sind für die Lagerung geeignet. Den Jakob Fischer genieße ich immer frisch, der ist einfach herrlich. Ich lagere meine Äpfel in der Waschküche. Hier ist es kühl und feucht und es gibt keine Heizung. Ich decke sie mit Plastik leicht ab, dann bleibt die Feuchtigkeit etwas mehr erhalten. Im Juni habe ich so immer noch gute Äpfel aus dem alten Jahr. Übrigens: Nie zusammen mit Kartoffeln lagern, da diese sonst schneller durch Reifegase der Äpfel verderben.

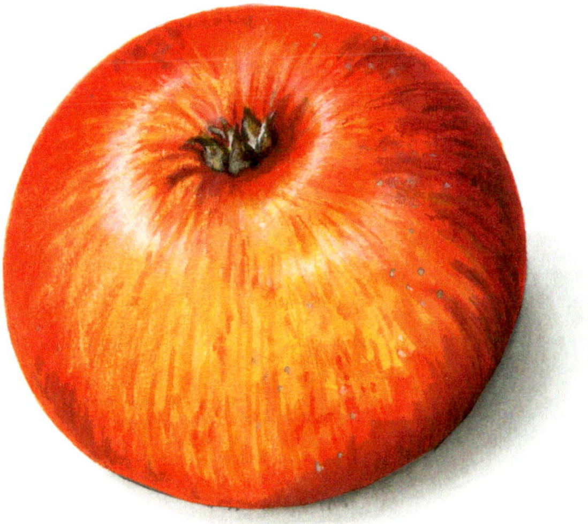

Apfel

Äpfel lassen sich sehr gut trocknen, dazu werden sie geschält, das Kerngehäuse entfernt und die ganze Frucht in Scheiben geschnitten. Zum Trocknen in den Schatten auf eine Leine oder Schnur auffädeln. Oder man schneidet die Äpfel in Viertel und schneidet sie dann noch einmal ein paar Mal durch. Die Scheiben kommen in die Dörre (Dörrapparat oder Ofen mit leicht geöffneter Tür) und werden dann wie Krokant.

Man schält übrigens die Äpfel, weil sie trocken dann einfach besser zu kauen sind.
Ein ganz wunderbares Heilmittel ist der Apfelessig. Er ist gut für Blut und Herz. Außerdem entkalkt er die Adern. Und selbst im Alter baut er die Knochen wieder auf. Apfelessigbäder und Waschungen mit Apfelessigwasser während des Tages helfen bei übermäßigem Schwitzen in den Wechseljahren (siehe Seite 66).
Wenn Sie unter Übergewicht leiden, probieren Sie es einmal mit diesem Essig. Stellen Sie sich zum Mittagessen ein Glas mit Apfelessigwasser auf den Tisch. Sie füllen einen Zentimeter guten (!) Apfelessig in ein Glas und füllen mit Wasser auf. Alle paar Bissen nehmen Sie nun einen kleinen Schluck von dem Wasser. Die Speisen werden anders verdaut.
Ich hatte einmal Besuch von einer sehr dicken Frau. Sie war noch keine 60, konnte aber vor Übergewicht schon fast nicht mehr laufen und brauchte Krücken. Ich erklärte ihr, dass sie noch 30 schöne Jahre vor sich haben könnte, wenn sie wirklich wollte. Und ich fragte sie, ob sie in einem Pflegeheim enden wollte, wo sie völlig auf andere angewiesen wäre. Der Fettmantel, den man um die Hüften hat, der sitzt schließlich auch ums Herz. Ich empfahl ihr den Apfelessig zum Mittagessen und den 6er® Tee. Und natürlich musste sie zu einer gesunden Ernährung mit viel Gemüse, Obst und Vollkorn zurückkehren. Nach einer Woche hatte sie bereits sechs Kilo abgenommen, nach einer weiteren Woche noch einmal sechs Kilo. Eine Knieoperation konnte sie absagen. Dann habe ich nichts mehr von ihr gehört, bis vor kurzem. Eines Tages klingelte das Telefon und eine Stimme meinte: „Sie haben mich nicht mehr erkannt bei Ihrem Vortrag vor drei Tagen. Ich habe seit Juli 45 kg abgenommen – also in den letzten zehn Monaten. Sie, liebe Frau Aschenbrenner, haben mich aufgeweckt.“ Sie war glücklich und ihre Krücken, ein Relikt aus dem Leben bis dahin, konnte sie in die Ecke stellen.

Apfelschalentee – auch zum Entgiften

Bringen Sie einen Viertelliter Wasser zum Kochen. Geben Sie einen gestrichenen Esslöffel getrockneter und zerkleinerter Apfelschalen in einen Topf, gießen Sie das kochende Wasser darüber und lassen Sie alles kurz aufkochen. Dann zugedeckt ziehen lassen. Nach zehn Minuten abseihen und abgekühlt langsam und schluckweise trinken.

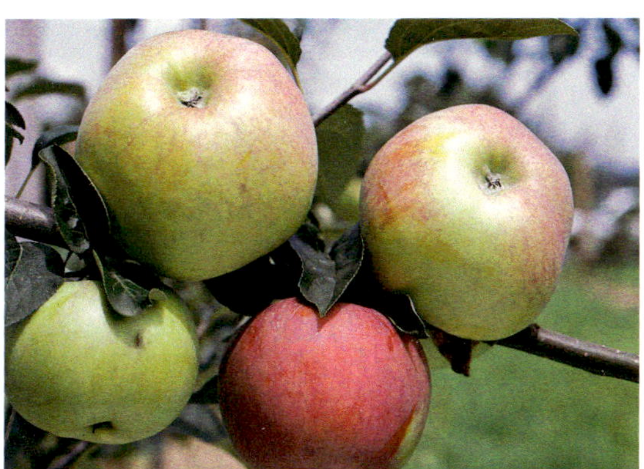

Meine Lieblingssorte 'Jakob Fischer'

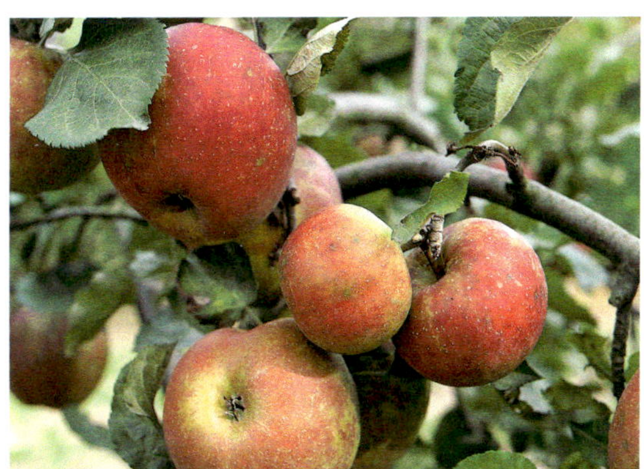

Eine empfehlenswerte Apfelsorte 'Roter Boskoop'

Arnika

Arnica montana

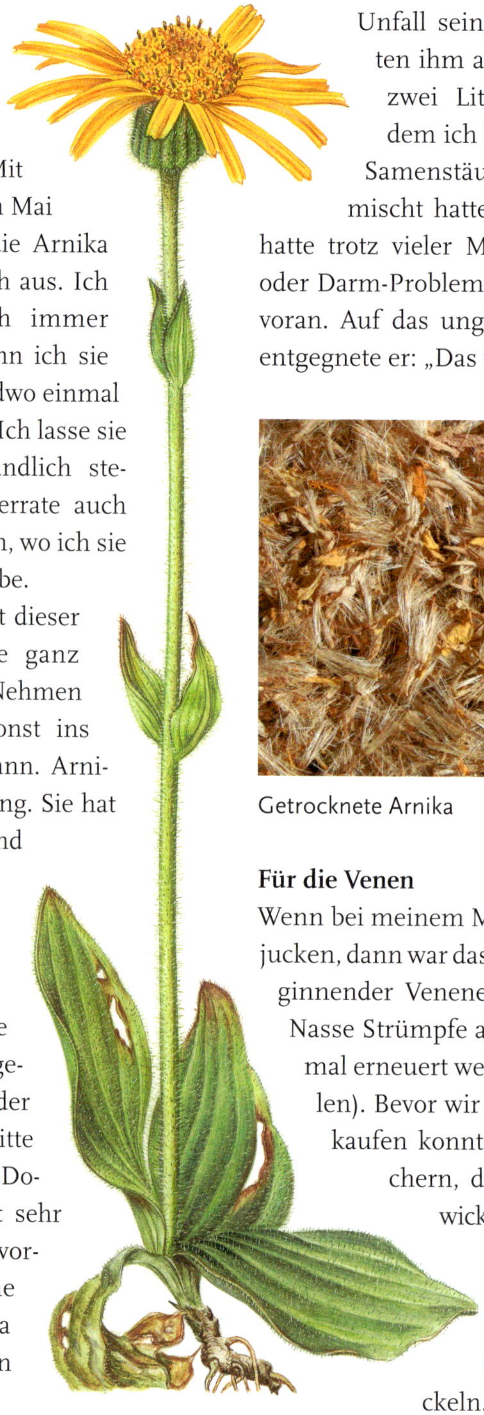

Arnika (*Arnica montana*)

Arnika ist eine wundervolle Pflanze, die unter strengem Schutz steht. Sie darf nicht wild in der Natur gesammelt werden. Mit ihren gelben Blüten, die von Mai bis August blühen, sieht die Arnika sehr hübsch aus. Ich freue mich immer wieder, wenn ich sie doch irgendwo einmal wild finde. Ich lasse sie selbstverständlich stehen und verrate auch niemandem, wo ich sie gesehen habe.

Bei Entzündungen empfehle ich für Erwachsene und Kinder immer Arnika Globuli D 12. Erwachsene nehmen 5 x 8 Kügelchen, Kinder nur 3 x 5 Kügelchen.

Tun Sie mit dieser Heilpflanze ganz langsam. Nehmen Sie nur wenig, weil es sonst ins Gegenteil umschwenken kann. Arnika gibt man zur Wundheilung. Sie hat entzündungshemmende und schmerzlindernde Eigenschaften und hilft bei Prellungen, Verstauchungen und Quetschungen.

Die Kelche können für die äußerliche Anwendung aufgehoben werden. Auch bei der äußerlichen Anwendung bitte vorsichtig sein. In zu hoher Dosierung kann das die Haut sehr schädigen oder Juckreiz hervorrufen. Ich empfehle gerne Retterspitz® Äusserlich, da ist Arnika in der richtigen Dosierung bereits drinnen.

Vor Jahren kam eine Bäuerin zu mir. Ihr Mann hatte bei einem Unfall sein Bein verloren. Wir brachten ihm acht Wochen lang jeden Tag zwei Liter Tee ins Krankenhaus, dem ich beim Ziehen sechs bis acht Samenstäubchen der Arnika beigemischt hatte – nicht mehr! Der Mann hatte trotz vieler Medikamente keine Magen- oder Darm-Probleme und die Heilung ging gut voran. Auf das ungläubige Staunen der Ärzte entgegnete er: „Das war der Asche ihr Tee."

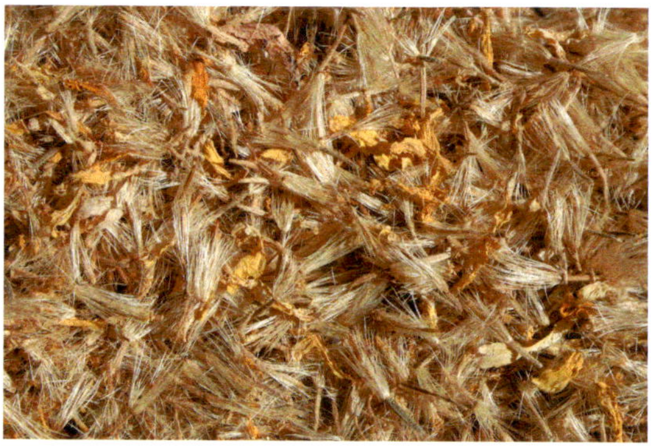

Getrocknete Arnika

Für die Venen

Wenn bei meinem Mann die Beine anfingen zu jucken, dann war das immer ein Zeichen von beginnender Venenentzündung. Ich habe ihm Nasse Strümpfe angezogen, die nachts zweimal erneuert werden mussten (Wecker stellen). Bevor wir diese hilfreichen Strümpfe kaufen konnten, behalf ich mir mit Tüchern, die man fest um die Beine wickelte und zusätzlich mit Frotteetüchern und Binden befestigte. Sie dürfen außenherum keine Plastikfolie oder Ähnliches wickeln. Es muss ausdünsten können. Dazu nahm mein Mann täglich 5 x 8 Kügelchen Arnika Globuli.

Bärlauch

Allium ursinum

Der Bärlauch bekam seinen Namen daher, dass er die erste Nahrung der Bären im Frühjahr nach dem Winterschlaf gewesen ist und immer noch ist. Schon früh im Jahr, wenn viele Pflanzen erst mit dem Wachstum beginnen, können wir den Bärlauch bereits ernten und uns an seinem Geschmack und der Heilkraft erfreuen.
Bärlauch schmeckt und riecht knoblauchartig. Leider kann man die Blätter leicht mit denen der hoch **giftigen (tödlichen) Herbstzeitlosen** verwechseln. Wenn Sie daher Bärlauch wild sammeln, dann müssen Sie 100 % sicher sein, dass Sie die richtige Pflanze geerntet haben. Eine Verwechslung kann auch mit den **ebenso giftigen Maiglöckchen-Blättern** vorkommen. Also bitte Vorsicht beim Sammeln. Schon ein falsches Blatt hat fatale Auswirkungen und kann sogar tödlich sein. Wenn man ein Blatt zerdrückt, kann man den typischen Bärlauchduft riechen.

Bärlauch reinigt Magen, Leber, Darm, Niere, Galle und das Blut. Der hohe Blutdruck geht runter, der niedrige rauf. Er wirkt also blutdruckausgleichend.
Man kann diese Pflanze wie Schnittlauch frisch auf einem Butterbrot genießen. Außerdem passt Bärlauch zu frischen Salaten und es lässt sich eine leckere Suppe kochen.
Für die bärlauch-lose Zeit kann man sich ein Pesto bereiten. Ich verwende dazu den guten alten Fleischwolf. Ich nehme nicht den Mixer, der zerhaut alles und erhitzt zum Teil. Wenn Sie keinen Fleischwolf haben, können Sie ihn manchmal preiswert auf dem Flohmarkt bekommen.
Die durch den Fleischwolf gedrehten Blätter kommen ohne Zutaten in Gläser und werden im Kühlschrank aufbewahrt. Man kann ihn auch einfrieren.
Getrockneter Bärlauch zeigt zwar noch den typischen Geschmack, aber die Inhaltsstoffe sind verloren. Ich rate von dieser Konservierungsmethode ab.
Bärlauchblätter kann man in einer weithalsigen Flasche mit einem klaren Schnaps ansetzen und tropfenweise für den Blutdruck einnehmen. Dasselbe geht mit den Zwiebelchen (Rezept siehe unten).

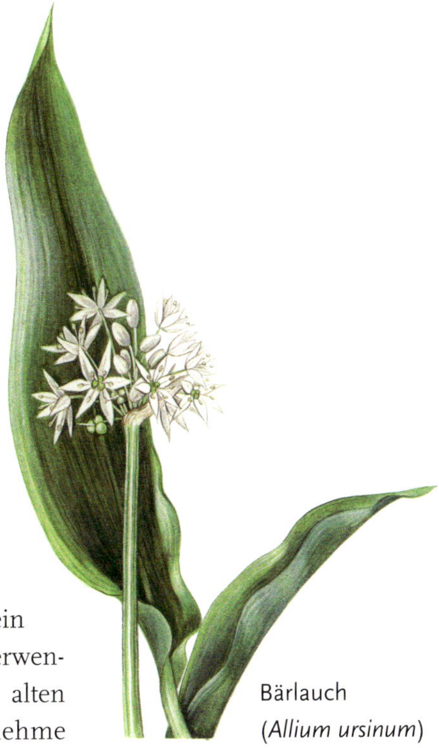

Bärlauch (*Allium ursinum*)

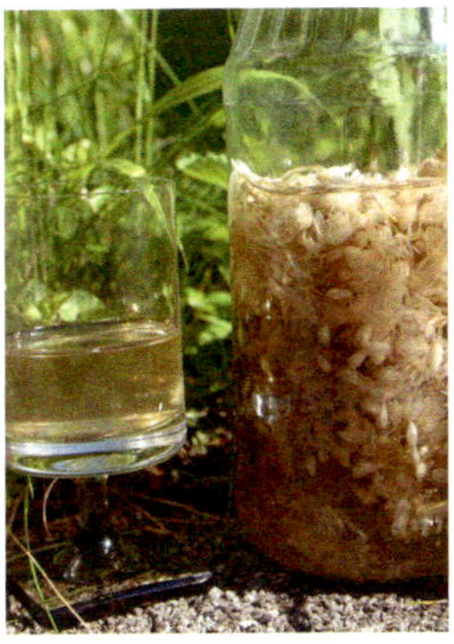

Mein Bärlauchwein, ein Aperitif bei Magen- und Darmproblemen

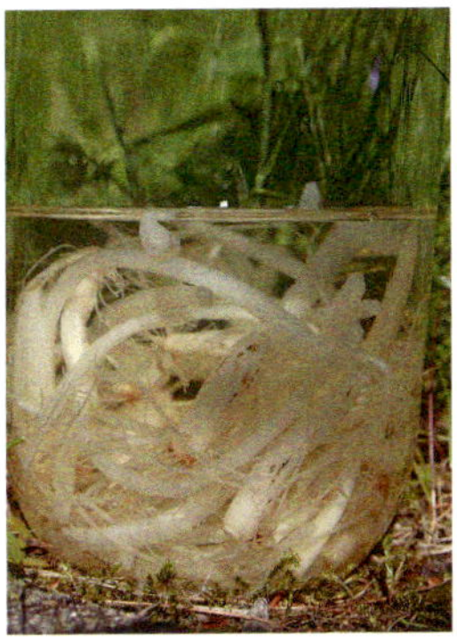

Mein Bärlauchschnaps hilft gegen hohen Blutdruck.

Ich habe mich nie zu Knoblauch hingezogen gefühlt und habe damit auch wenig Erfahrung. Dafür liebe ich den Bärlauch, der für mich die bessere Zusammensetzung der Inhaltsstoffe hat.

Bärlauchschnaps für den Blutdruck
Spät im Herbst (Ende November) graben Sie einige Bärlauchzwiebelchen aus. Achtung: Es müssen Bärlauchzwiebelchen sein, **hier kann**

auch eine Verwechselung mit der Herbstzeitlosen vorkommen, was auf keinen Fall passieren darf. Wir brauchen so viele, dass die ausgewählte weithalsige, durchsichtige (klarweiße) Glasflasche ein Drittel hoch mit den Zwiebelchen befüllt werden kann. Sie werden gewaschen und dann klein geschnitten. Geben Sie sie in die Flasche – eben so viele, dass ein Drittel der Flasche voll ist. Nun füllen Sie sie mit klarem Schnaps auf. Jetzt sechs Wochen lang dort hinstellen, wo es warm und sonnig ist. Fertig. Nehmen Sie bei zu hohem Blutdruck zweimal täglich 12 Topfen oder einen halben Teelöffel mit Wasser verdünnt ein. Einmal am Vormittag und einmal am Nachmittag. Sie werden schon bald eine positive Auswirkung merken.

Vor Ende November brauchen Sie gar nicht nach den Bärlauchzwiebelchen zu graben. Sie sitzen noch ganz tief. Warten Sie, denn sie arbeiten sich langsam hoch. Ich habe mir lange überlegt warum, aber die Pflanzen sind eben so gescheit. Im Sommer lieben sie die Kühle und Feuchte der tieferen Bodenschichten und deshalb wandern sie nach unten. Bevor ich das wusste, wollten ein befreundeter Mann und ich einige Bärlauchzwiebeln im August ausgraben. Wir gruben und gruben und fanden keine einzige, obwohl der Platz im Frühjahr mit Pflanzen übersät war. Ich musste dann zu meinem Kräutergang und bat den Mann, alleine weiterzusuchen und mir den Spaten vor die Haustüre zu stellen. Später fand ich den Spaten dort mit einem Zettel: „Ich hab nur drei Zwiebelchen gefunden."

Gewöhnlicher Beinwell

Symphytum officinale

Beinwell ist eine unkomplizierte Pflanze, die mit ihren nickenden Blüten sehr hübsch aussieht. Früher wurde diese Pflanze innerlich und äußerlich verwendet. Die innerliche Anwendung ist allerdings in Verruf gekommen, weil verschiedentlich Nebenwirkungen aufgetreten sind.
Knochenbrüche und Durchblutungsstörungen können äußerlich mit Fußbädern, Umschlägen und Salben mit Beinwell behandelt werden. Natürlich muss man bei einem Knochenbruch erst einmal zum Arzt gehen.
Ich empfehle Beinwell für die äußerliche Anwendung bei Durchblutungsstörungen. Dazu richtet man ein Fußbad mit Beinwellblättern her. Nehmen Sie zwei Hand voll zerkleinerte, getrocknete oder vier Hand voll frische Beinwellblätter je Bad. Sie können auch einen Beinwellsud kochen und damit Umschläge machen. Zwei Hand voll Blätter müssen dazu zehn Minuten gekocht werden. Danach die Kräuter abseihen. Etwas abkühlen lassen und Tücher eintauchen, die dann um die Beine gewickelt werden. Nach 20 bis 30 Minuten wird der Um-

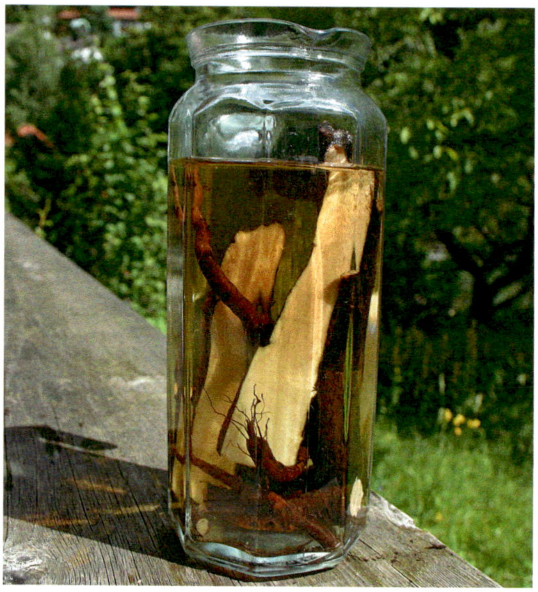

schlag entfernt. Man kann die Behandlung alle paar Stunden wiederholen.
Beinwellsalbe für den Winter lässt sich leicht selbst herstellen. Ich verwende als Grundlage für alle meine Salben übrigens immer Schweinefett. Für die Beinwellsalbe braucht man pro 500 Gramm Schweinefett zwei gestrichene Esslöffel pulverisierte Beinwellwurzel. Und so wird es gemacht: Etwa 500 Gramm Schweinefett kommen in einen Topf und werden stark erhitzt, bis es brutzelt. Die beiden Esslöffel Beinwellwurzel-Pulver hineingeben und mit dem Schneebesen umrühren (Achtung: der Schneebesen darf unten nicht aus Plastik sein, da das Fett sehr heiß wird). Bleiben Sie dabei und verlassen Sie nicht die Küche. Das ist deshalb wichtig, weil das Gemisch Feuer fangen könnte. Es handelt sich eben um Fett. Das passiert zwar in der Regel nicht, aber ich habe schon davon

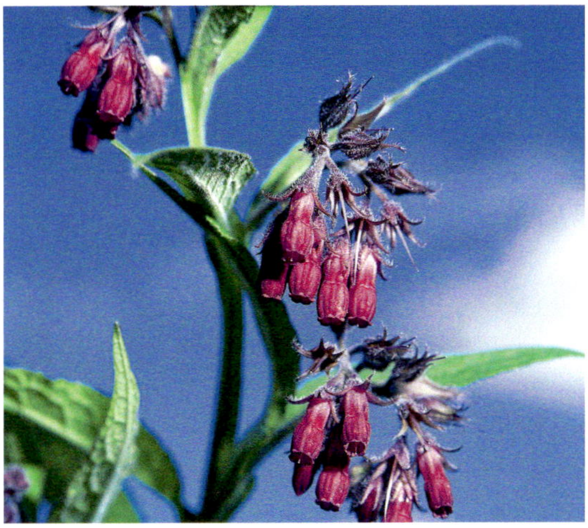

Beinwell wird nur äußerlich angewendet.

gehört, deshalb sage ich es immer wieder dazu. Das Gemisch muss nun vier bis fünf Minuten köcheln. Immer wieder einmal umrühren. Dann nehmen Sie den Topf vom Herd und lassen alles drei, vier Tage ruhig stehen. Nun wird das Ganze noch einmal erwärmt. Füllen Sie das flüssige Schweinfett mit dem Beinwellpulver in Töpfchen, lassen Sie es abkühlen und bewahren Sie die Salbe im Kühlschrank auf.
Bereiten Sie lieber kleinere Mengen der Salbe zu, die man schnell aufbrauchen kann. Es ist besser, sich bei Bedarf öfters eine frische Salbe zuzubereiten.

„Liebe Frau Aschenbrenner, wie versprochen und mit der Hand am Herzen schreibe ich Ihnen diese Zeilen. Ich hatte schwere Durchblutungsstörungen und dementsprechende Schmerzen an der großen Zehe. An der kleinen Zehe war schon ein schwarzer Fleck. Ich habe Fußbäder mit Beinwellblättern und Beinwurz gemacht und hernach mit selbstangesetztem Johanniskrautöl eingerieben. Mit der Zeit ließen die Schmerzen nach und der schwarze Fleck ist eingetrocknet und die Kruste abgefallen.

Vor der Kur war ich bei einem Arzt. Und der sagte, irgendwann müssen wir die kleine Zehe abnehmen. Inzwischen sind ca. acht Jahre vergangen und der kleine Zeh ist gesund und immer noch dran. Dank Ihrer Hilfe. Für Ihre vielen Tipps und guten Ratschläge sagt Ihnen ein herzliches Vergelts Gott!"

Beinwelltinktur

Wenn man die frische Wurzel hat, dann kann man sie durchschneiden und gibt sie in eine weithalsige Flasche. Mit klarem Schnaps wird aufgegossen. Sechs Wochen wird das Ganze am besten warm und in der Sonne stehen gelassen. Dann wird die Tinktur äußerlich bei Knochenbrüchen angewendet. Knochenbrüche müssen selbstverständlich professionell vom Arzt behandelt werden. Übrigens empfehle ich bei Brüchen auch immer den Karottenbrei zu essen (siehe Seite 44).

Hänge-Birke

Betula pendula

Die Birke ist eine der Pflanzen, deren Eigenschaften ich sehr schätze und sie deshalb oft verwende und empfehle. Die jungen Birkenblättchen symbolisieren den Frühling, der Baum steht für Leben und für Glück. Aus den Zweigen macht man seit Jahrhunderten die bewährten Reisigbesen. Mit ihm zu kehren, galt vielerorts als Kulthandlung. Und bei uns in Bayern werden die Straßen und Häuser an Fronleichnam mit Birkenbäumchen geschmückt – als Symbol für Heilkraft.

Von der Birke kann man verschiedene Teile für Gesundheit und Wohlbefinden verwenden. Die jungen Blätter als Tee oder im Badewasser, das Birkenwasser zum Trinken und für die Haare. Die Inhaltsstoffe sind unter anderem ätherische Öle, Bitter- und Gerbstoffe, Flavonoide, Vitamin C, Eiweiße und Säuren. Ich empfehle den Tee zum Entwässern und Entschlacken, zur Entfettung und auch bei Wassersucht, außerdem bei Gicht, Rheuma und Verstopfung. Die Harnsäure wird herausgetrieben. Bei allen Steinerkrankungen der Niere, Blase oder Galle hilft Birkenblättertee. Bei Nierensteinen rate ich zu einer Vierwochenkur mit Birkenblättertee.

Birkenblätter sammeln
Die jungen, klebrigen Blättchen der Birke werden einfach vom Zweige abgestreift. Man darf das zweimal tun, beim dritten Mal lässt man sie dann wachsen. Sie wachsen immer wieder nach.

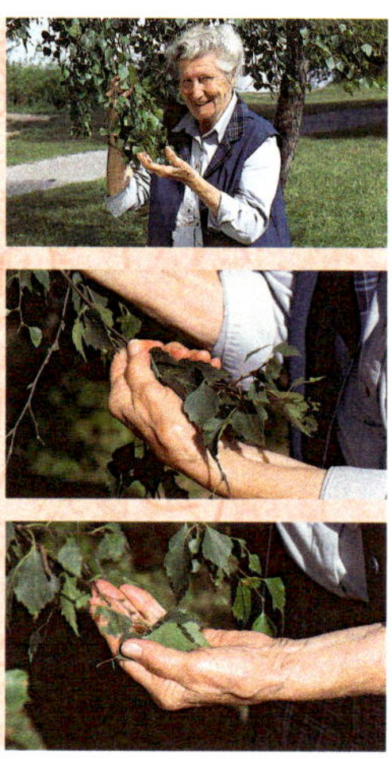

Auch bei zu hohem Cholesterin kann die Birke helfen, am besten unterstützend zu Meerrettich, den ich an erster Stelle empfehle (siehe Seite 43).

Birkenwasser hat die gleichen Wirkungen und ist außerdem gut für die Haare. Hier reichen 3 x 1 Schnapsgläschen pro Tag. Bitte nicht mehr. Der Körper nimmt sich nur so viel, wie er braucht. Trinkt man mehr, läuft das nur ungebraucht wieder hinaus. Und das ist schade.

Als erstes will ich die jungen Birkenblättchen nennen. Die halbgroßen, klebrigen Blättchen zieht man von den Ästchen herunter. Sie wachsen nach, die Bäume sind so fleißig, dass man sogar zweimal davon nehmen kann, beim dritten Mal dann lässt man die Blättchen wachsen. Die Blättchen kann man in Öl mit Kräutersalz in der Pfanne rösten. In die Suppe, über Gemüsegerichte, auf den Auflauf oder im Salat schmeckt das ganz fein.

Für den Tee sammle ich die schon älteren und dunkleren Blätter. Das ist bis Juli möglich, dann werden sie zu ledrig. Zum Trocknen werden die Blätter immer wieder gewendet, damit sie nicht zusammenkleben und verschimmeln können. Die Blätter werden ganz getrocknet und erst bei Bedarf zerkleinert.

Das Birkenwasser können Sie leicht selbst gewinnen. Mit einem kleinen Handbohrer (Durchmesser eines Strohhalms) bohrt man ein etwa fünf Zentimeter tiefes, etwas schräg nach oben verlaufendes Loch in den Stamm. Dort hinein wird ein Strohhalm gesteckt. Direkt darunter befestigt man einen kleinen Eimer, in dem das Birkenwasser aufgefangen wird. Die beste Zeit ist im Februar oder Anfang März.

Wenn die Säfte hochsteigen und die neuen Blätter austreiben, dann verschließen Sie das kleine Loch – etwa mit einem Hölzchen. Bei Frost läuft übrigens kein Wasser aus der Birke.
Bevor Sie den Stamm anbohren, bitten Sie den Baum um sein Wasser. Und wenn Sie sich das Birkenwasser holen oder den Stamm wieder verschließen, dann bedanken Sie sich bei „Ihrer" Birke, dass sie Ihnen ihren kostbaren „Heilsaft" geschenkt hat. Haben Sie zuviel Birkenwasser gesammelt, können Sie das kostbare „Wasser" sehr gut einfrieren und bei Bedarf auftauen und verwenden.
Ich hatte einmal das Glück, dass ein befreundeter Mann seine Birke im Frühling schneiden musste. Sie „blutete" so stark und er hängte schnell viele Eimer unter die Schnittstellen. Er brachte mir das Birkenwasser und ich fror es ein und konnte monatelang vielen Hilfesuchenden das Wasser schenken.
Für das Haar empfehle ich Birkenwasser, was man am besten in der Apotheke oder im Reformhaus kauft. Es kräftigt das Haar und kann bei Haarausfall helfen.
Aus den Blättern lässt sich eine hervorragende

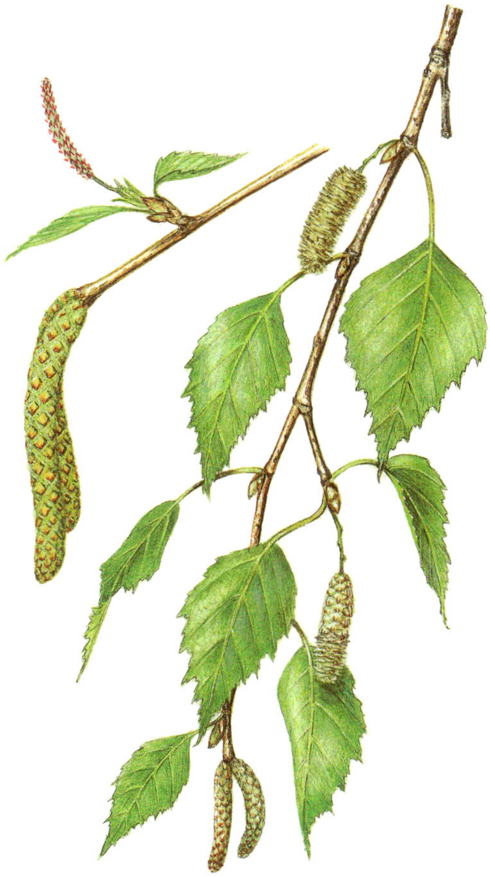

Hänge-Birke (*Betula pendula*)

Nieren-Auflage für die Nacht herstellen. Sie nehmen die jungen Birkenblätter – wie vorher beschrieben – von Mai bis Juli, und drehen sie durch den Fleischwolf. Die Masse streichen Sie auf ein Tuch. Nicht sehr dick, sondern aufgelockert. Vielleicht noch ein wenig Öl hinein (die Masse bindet sich besser), damit die Haut nicht so gereizt wird. Leicht anwärmen. Die Auflage kommt dann direkt auf eine oder eben beide Nieren und verbleibt dort während der gesamten Nacht.

„Sehr verehrte, liebe Frau Aschenbrenner, seit Jahren trinken wir täglich eine große Tasse von Ihrem 6er-Tee – das ganze Jahr über. Offenbar mit bestem Erfolg, denn meine Frau (62) und ich (64) fühlen uns rundum wohl. Wir sammeln die benötigten Kräuter selbst und sind in der glücklichen Lage, dass wir sie überwiegend auf eigenem Grund haben. 300 g getrocknete Masse von jedem Kraut (Birke 600g) ist unser Quantum für das ganze Jahr."... "Wir wünschen Ihnen alles Gute"...

Hans Leinthaler

Frühlingskur zur Entschlackung und bei Nierensteinen

Kochen Sie täglich frisch einen Tee aus Birkenblättern. Ein Viertelliter kochendes Wasser über eine Tasse mit einem Esslöffel getrockneter Birkenblätter geben. Zehn Minuten lang zugedeckt ziehen lassen. Schluckweise einnehmen.

Blutwurz

Potentilla erecta

Die Blutwurz ist eine kleine Pflanze mit hübschen gelben Blütchen. Sie besitzt einen Wurzelstock, der an Bruch- oder Schnittstellen blutrot anläuft.

Ich habe diese Pflanze sehr gerne und sie wächst auch in meinem Garten. Die Heilkraft sitzt in den Wurzeln – sie werden bis Juni und ab September ausgegraben. Bitte belassen Sie immer einen Teil an Ort und Stelle, damit die Pflanze wieder wachsen kann und im nächsten Jahr für Sie zur Verfügung steht.

Blutwurz hilft bei Darm- und Magenbluten und Durchfall sowie bei lockeren Zähnen und Zahnfleischbluten.

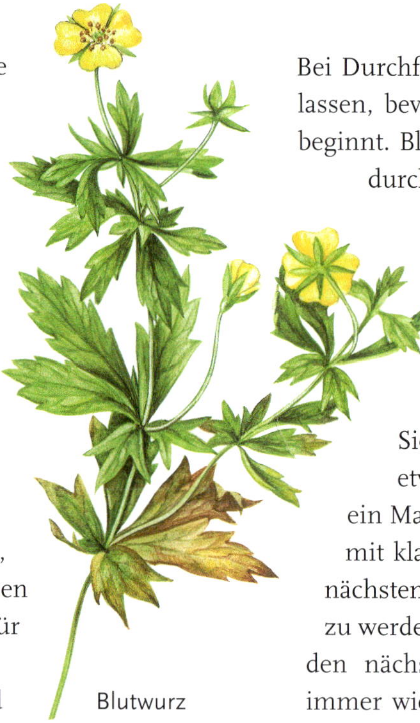

Blutwurz (*Potentilla erecta*)

Bei Durchfall muss man erst alles rauslassen, bevor man mit der Behandlung beginnt. Blutwurz hilft auch bei Kälberdurchfall.

Stellen Sie eine Blutwurztinktur her. Dazu benötigt man etwas getrocknete, zerkleinerte Blutwurz, die ich in der Apotheke kaufe. Füllen Sie die trockenen Wurzelteile etwa zwei Zentimeter hoch in ein Marmeladenglas und gießen Sie mit klarem Schnaps auf. Schon am nächsten Tag beginnt der Schnaps rot zu werden. Schütteln Sie das Ganze in den nächsten zwei bis drei Wochen immer wieder. Dann ist das Heilmittel anwendungsfertig.

Tipp: Die Blutwurztinktur kann man, wenn sie runtergetrunken ist, noch mal ansetzen. Dann ist sie nicht mehr so stark, hilft aber noch gut.

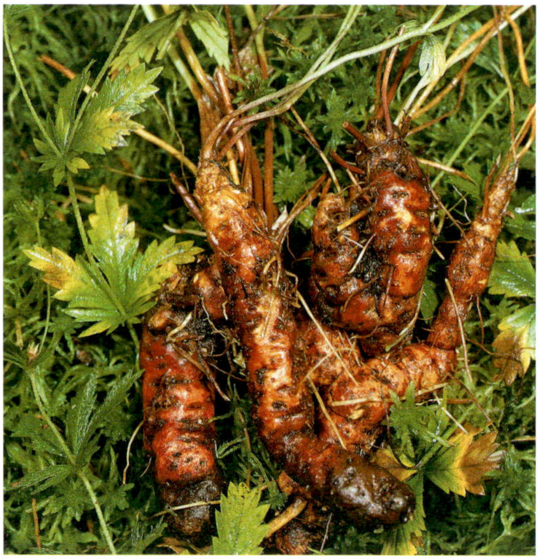

Ich kaufe meine Blutwurz getrocknet in der Apotheke, weil es sehr mühsam ist, die gewünschte Menge auszugraben.

Bei Zahnfleischbluten und lockeren Zähnen nehmen Sie abends ein Löffelchen in den Mund und lassen Sie die Tinktur so lange wie möglich drinnen. Ziehen Sie die Flüssigkeit zwischen den Zähnen durch. Sie adstringiert (zieht alles zusammen). Zum Teil tut das auch richtig weh. Wer will, kann sie zum Schluss runterschlucken, wer nicht will, spuckt sie aus.

Einem Kollegen meines Mannes, der die Tuba geblasen hatte, dem wurden die Zähne locker und er sagte: „Du Asche, ich muss aufhören. Die unteren Zähne sind locker, ich habe keinen Druck mehr drauf.“ Da hab ich ihm meine Blutwurztinktur gegeben. Und die Zähne haben sich wieder gefestigt.

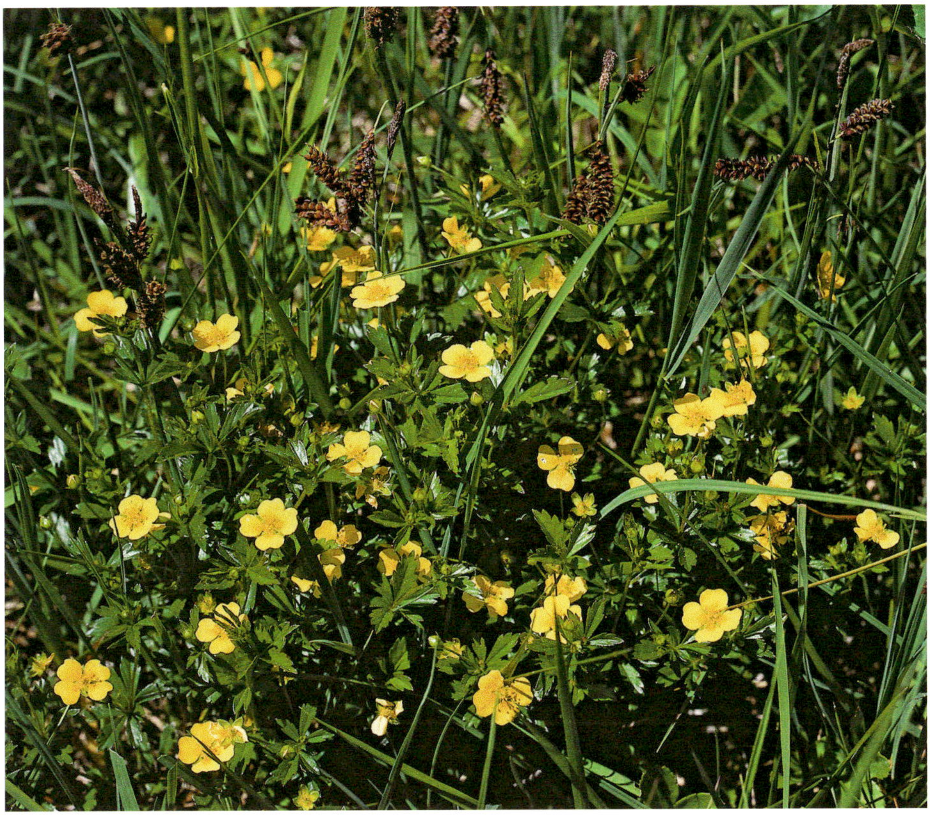

Hier sieht man die hübschen kleinen Blütchen der Blutwurz.

Nicht vergessen: Bitten Sie jede Pflanze vor der Ernte, dass Sie sie nehmen dürfen. Und bedanken Sie sich nach dem Ausgraben oder Pflücken (Schneiden) bei ihr.

Ein Mann berichtete mir, dass ihn diese Tinktur auch bei Morbus Crohn unterstützt hat. Morbus Crohn ist eine Krankheit, bei der man sich unbedingt in ärztliche Obhut geben muss! Ich empfehle ein Löffelchen der Tinktur vormittags und eines abends. Der Löffel abends ist wichtiger, weil es dann nachts arbeiten kann. Natürlich muss man gleichzeitig die Ernährung umstellen und insgesamt zu einer gesunden Lebensführung kommen, ansonsten hilft kein Heilmittel.

Ich kenne eine Bäuerin, die verwendet die Blutwurz-Tinktur auch bei Kälberdurchfall. Und es passiert ihr immer wieder, dass die Kälbchen ihr schon freudig entgegenlaufen, wenn sie mit der aufgezogenen Pipette in den Stall kommt. Die wissen halt, was ihnen hilft.

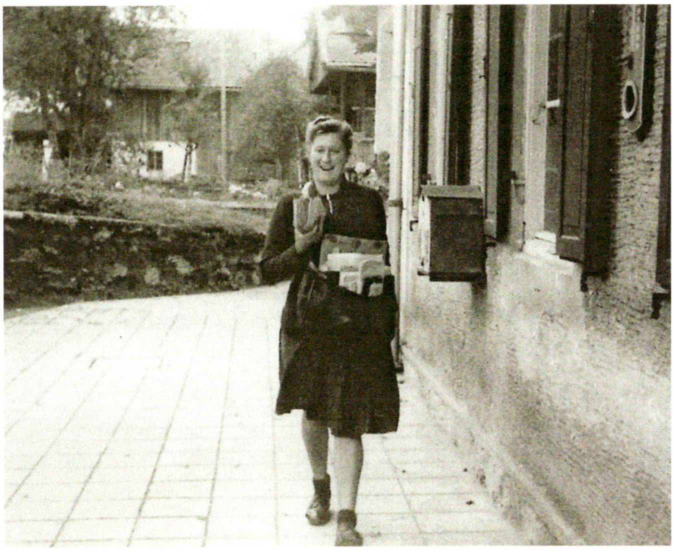

Auf diesem Bild bin ich noch keine 20 Jahre alt und arbeite bei der Post in Kochel (Kriegsdienst).

Große Brennnessel

Urtica dioica

Die Brennnessel ist für mich die Königin unter den Kräutern. Sie enthält Kalk, Magnesium, Eisen, Phosphor und das Chlorophyll. Sie reinigt den gesamten Körper. Sie hat eine harntreibende Wirkung, hilft bei Magnesium- und Eisenmangel – und wird äußerlich bei rheumatischen Beschwerden verwendet. Brennnesseln werden übrigens schon seit Jahrhunderten in der Volksheilkunde verwendet. Aus alten Überlieferungen ist bekannt, dass Brennnessel-Peitschungen gegen Rheuma und Hexenschuss halfen. Ich vermute, dass die Substanz in den Härchen die Durchblutung verbessert und eine gewisse Heilkraft hat.

Trinken Sie bei niedrigem Blutdruck Brennnesseltee oder essen Sie sie. Wenn Sie unter zu hohem Blutdruck leiden, sollten Sie wenig Brennnesseln essen und den Brennnesseltee ganz vermeiden.

Fürs Gedächtnis

Nehmen Sie kaltgepresstes Oliven- oder Sesamöl. Die Brennnesseln werden im Mörser so lange gequetscht, bis sie richtig Saft abgeben. Den Saft in ein Glas geben mit Öl auffüllen, 48 Stunden in der Sonne stehen lassen. Reiben Sie damit mit kreisenden Bewegungen das Brustbein und die Schläfen ein. Das ist sehr gut fürs Gedächtnis.

Als Haarpackung hilft die Brennnessel gegen Schuppen sowie fettiges Haar und lässt das Haar wachsen. Bei meinem Mann verwendete ich Brennnesselsud für Haare. Dazu grub ich im Herbst die Wurzeln aus und kochte einen Sud daraus. Über Nacht kam er als Packung aufs Haar.
Die Brennnessel liebe ich wirklich sehr und sie ist auch in meinem patentierten 6er® Tee enthalten (siehe Seite 88).
Ich empfehle sie nicht nur als Salat, sondern ich dünste oder röste sie. Hier gibt es viele leckere Rezepte. Außerdem

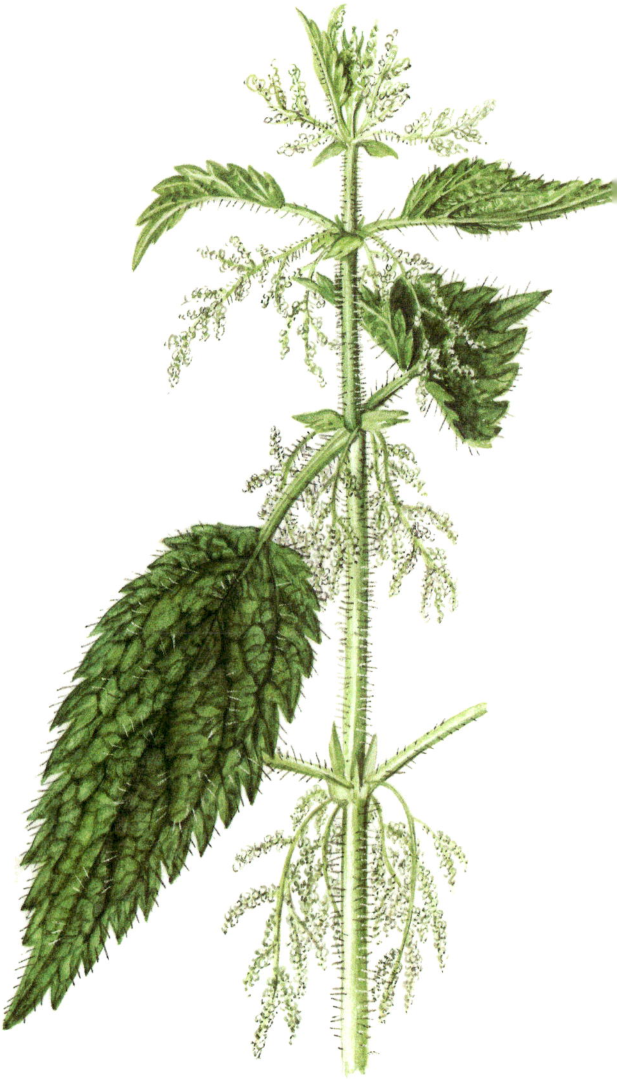

Große Brennnessel (*Urtica dioica*)

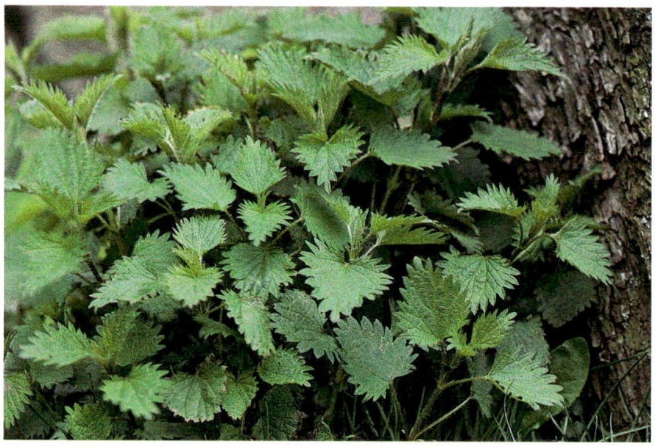

Die junge Brennnessel kann man ganz pflücken und waschen. Wenn sie größer ist, nur das obere Viertel abschneiden und waschen, aus den Achseln wachsen in zwei Wochen neue Triebe.

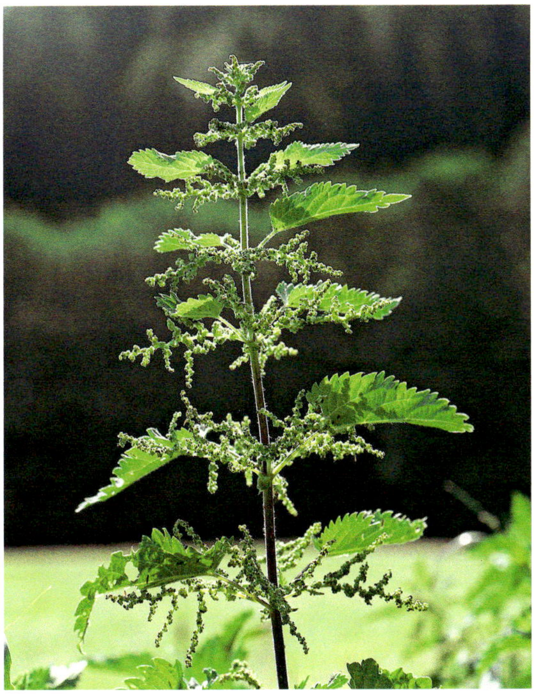

Blühende Brennnessel

kann man getrocknete Brennnesselblätter übers Essen streuen. Essen kann man die Brennnessel übrigens immer. Nur den Tee darf man nicht länger als die drei Wochen am Stück trinken. Und auch nur einen Viertelliter pro Tag. Denn der Tee schwemmt viele Mineralstoffe aus. Für den Tee nehmen Sie einen Esslöffel auf einen Viertelliter Wasser. Die Brennnessel soll kurz aufkochen. Ich sage immer „blubb, blubb, blubb." Dann vom Herd nehmen, zehn Minuten ziehen lassen, abseihen und schluckweise trinken.

Verwendet werden die jungen Blättchen. Und um ständig frische Brennnessel zu haben, breche ich die Spitzen immer ab, und aus den Achseln wachsen dann neue junge Triebe, die man wieder verwenden kann.

Im Hochsommer können Sie die Samen sammeln, trocknen und wie Gewürz übers Essen streuen. Das hilft besonders den Haaren. Eine Frau kam zu mir und litt unter Haarausfall. Sie nahm an den nächsten beiden Tagen jeweils einen Esslöffel Brennnesselsamen in ihr Essen. Sie berichtete, dass der Ausfall zurückging und schließlich aufhörte.

„Sehr geehrte Frau Aschenbrenner," … „Ich muss Ihnen einfach erzählen, wie mir geholfen wurde: Ich litt längere Zeit (fast 3 Monate) unter starken Blähungen und Durchfällen. Heilerde, sonst mein Universalmittel, schlug nicht an und Diät auch nicht richtig. Schließlich auf Zureden meiner Tochter und eigener Einsicht ging ich zum Arzt. Die erste kurze Untersuchung ergab nichts, daraufhin sollte ich," … „zur Darmspiegelung, Termin nach 3 Wochen im Krankenhaus.

Da ich etwas unternehmen wollte, studierte ich intensiv Ihr Buch und las „Die Brennnessel ist das Größte aller Heilkräuter und hilft einfach für „Alles".

Das ist das Richtige für mich, dachte ich. Glücklicherweise wohne ich auf dem Land, Straße weit weg, es wird nicht gedüngt. Täglich pflücke ich immer so viele Brennnesseln, dass ca. 1 bis 2 Essl. sehr fein gewiegt zum Mittagessen von mir gegessen wurde. Sollte es zum Mittagsgericht nicht passen, mache ich aus gewiegten Brennnesseln, ein wenig Quark, ein paar Tropfen Öl und Zitrone ein Klößchen, welches ich vor dem Essen als Vorspeise oder Arznei zu mir nehme.

Nach 6 (!) Tagen hörten meine Beschwerden restlos auf. Ich fühlte mich wohl, was bis jetzt Gott Lob und Dank angehalten hat. Außerdem ist das Anschwellen meiner Fußgelenke zum Abend hin fast total zurückgegangen. Eine Darmspiegelung ersparte ich mir." …

„Ich schreibe Ihnen diese Zeilen, denn durch Sie, verehrte, liebe Frau Aschenbrenner wurde mir geholfen."

Christa Steinich

Eberesche, Vogelbeere

Sorbus aucuparia

Die Eberesche wird von unserer heimischen Vogelwelt geliebt, was ihr den zweiten Namen Vogelbeere einbrachte. Auch die Beeren selbst nennt man im Volksmund Vogelbeeren. **Sie dürfen roh keinesfalls gegessen werden!** Auch wenn sie noch so verlockend aussehen und im Herbst weithin sichtbar ihren Fruchtschmuck zeigen.
Die Inhaltsstoffe der Beeren sind unter anderem Pektine, Carotinoide und viel Vitamin C. Der beste Erntezeitpunkt ist nach meiner Erfahrung nach dem ersten Frost. Aber leider waren dann auch die Vögel dran und die Ernte fällt nur noch mager aus. Daher stecke ich die Beeren, bevor ich sie verwerte, in die Tiefkühltruhe. Außer beim Gelee, hier brauchen die Beeren keine Frostbehandlung.

Ich teile die Beerenernte in drei Teile. Ein Drittel der Beeren trockne ich. Die verwende ich in meinen Teemischungen.
Das zweite Drittel ist für Gelee. Ich tue die Beeren mit den Rispen in den Dampfentsafter. Aus dem Saft wird Gelee hergestellt. Das ist so etwas Feines. Er ist herb-bitter und tut der Galle gut.
Aus dem letzten Drittel setze ich Schnaps an. Der hilft für den Augendruck. Dazu gebe ich so viele Beeren der Eberesche in eine weithalsige Glasflasche, bis sie halbvoll ist. Nun mit klarem Schnaps bis obenhin auffüllen.

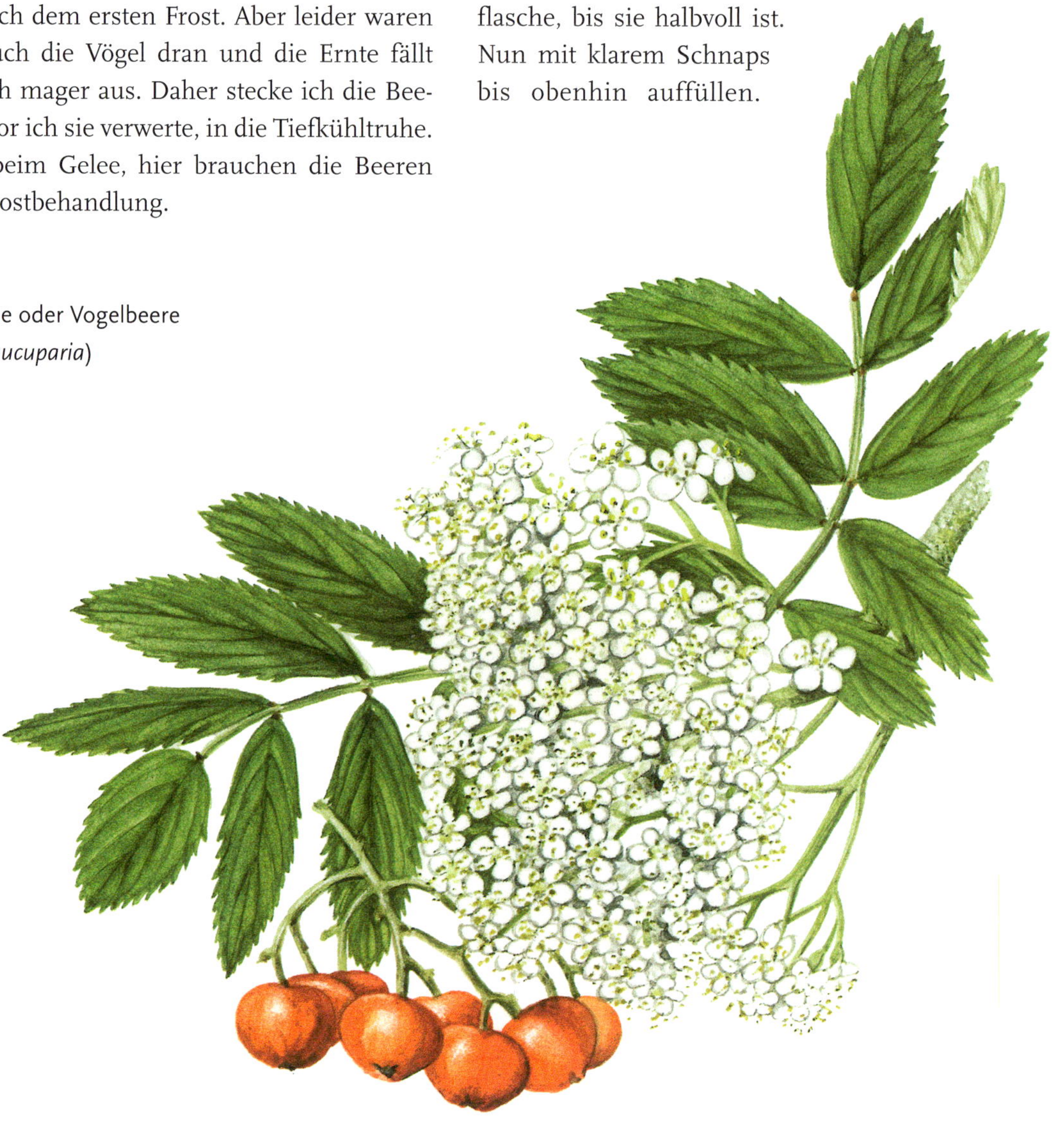

Eberesche oder Vogelbeere
(*Sorbus aucuparia*)

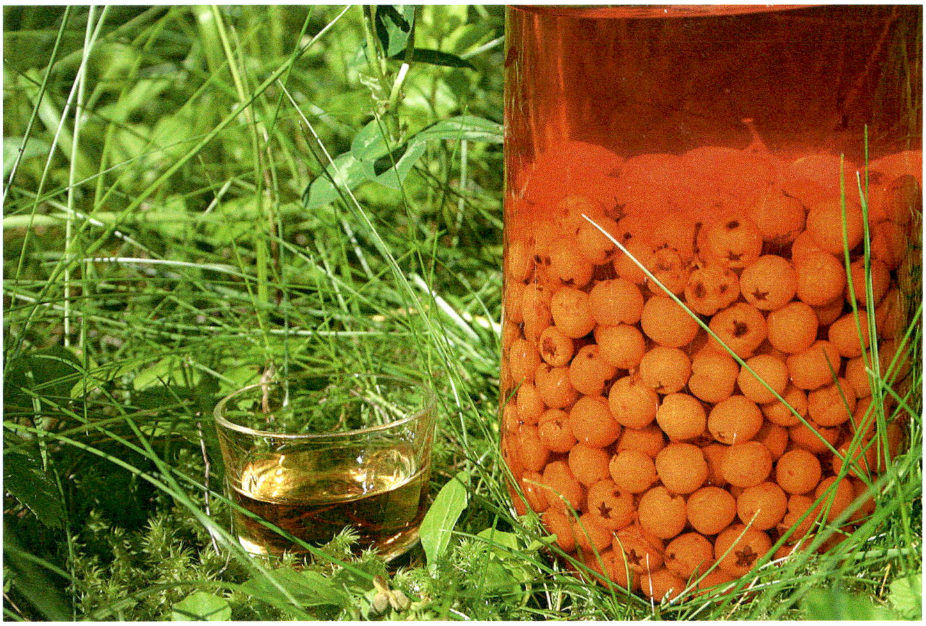

Mein Vogelbeeren-Schnaps kann bei zu hohem Augendruck helfen.

Dann kommt alles sechs Wochen in die Sonne oder Wärme. Während dieser Zeit sollten Sie es ab und zu schütteln. Danach ist der Schnaps fertig. Bei zu hohem Augendruck empfehle ich davon einen Teelöffel am Tag. Wichtig: Bei allen Augenproblemen, auch den Augendruck betreffend, müssen Sie in ärztliche Behandlung!

Vor einiger Zeit sprach mich auf einem meiner Kräutergänge eine Frau an. Sie meinte, dass sie mich das erste Mal 1989 begleitet habe. Seitdem würde sie Vogelbeerenschnaps selbst ansetzen und täglich zu sich nehmen. Ihr Augendruck sei von 26 % auf 11 % zurückgegangen.

Die Beeren aus dem Schnaps können Sie noch leicht kochen, mit Gelierzucker vermischen und daraus eine Marmelade kochen. Ganz lecker ist auch folgendes Rezept. Die Beeren in eine Pfanne tun und erhitzen. Etwas fest werden lassen. Dann ein wenig Sahne rein. Das ergibt ein wunderbares Konfekt.

„Sehr geehrte Frau Aschenbrenner, im Oktober 2003 bekam ich vom Augenarzt und von der Augenklinik eine sehr schlechte Nachricht wegen meiner Augen. Mein innerer Augendruck wäre zu hoch und es haben sich viele kleine Blutäderchen angesammelt. Mir wurde geraten, ich soll vorsichtig mit meinen Augen sein. Ich erzählte der Ärztin in der Klinik, dass ich seit 1 Woche von dem angesetzten Ebereschen-Schnaps tägl. 3 x 20 Tropfen einnehme. Sie verdrehte wohl ihre Augen, aber sagte dann, wenn Sie meinen, das hilft, dann nehmen Sie es halt weiter. Ende November 2003, hatte ich wieder einen Termin in der Augenklinik, es wurde festgestellt, die roten Blutäderchen sind verschwunden und der innere Augendruck hat sich stabilisiert. Ich nehme noch weiterhin tägl. 1 x 20 Tropfen vom Ebereschen-Schnaps ein und mir geht es blendend.“ …

R. Jobst

Wald-Erdbeere

Fragaria vesca

Die Blätter der Wald-Erdbeere habe ich für meinen Wintertee ausgesucht. Sie helfen bei Blutarmut, besonders bei Kindern.
Die Erdbeerfrüchte entwässern übrigens.
Außerdem hilft der Tee bei leichten Durchfällen. Wenn man an entzündeten Mundschleimhäuten leidet, kann man den Tee gurgeln. Das bringt Abhilfe.
Sammeln Sie die Blätter nicht im Wald. Das ist wegen des Fuchsbandwurmes einfach zu gefährlich. Sie können die getrockneten Blätter in Apotheken erwerben.

Jede Krankheit hat einen tieferen Sinn!

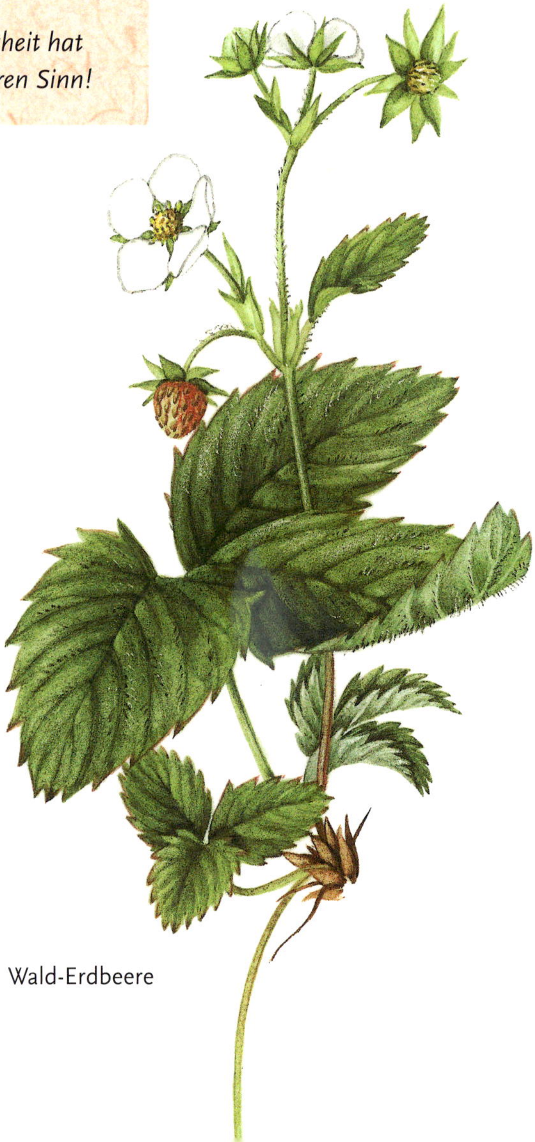

Wald-Erdbeere

Brombeere

Rubus fruticosus agg.

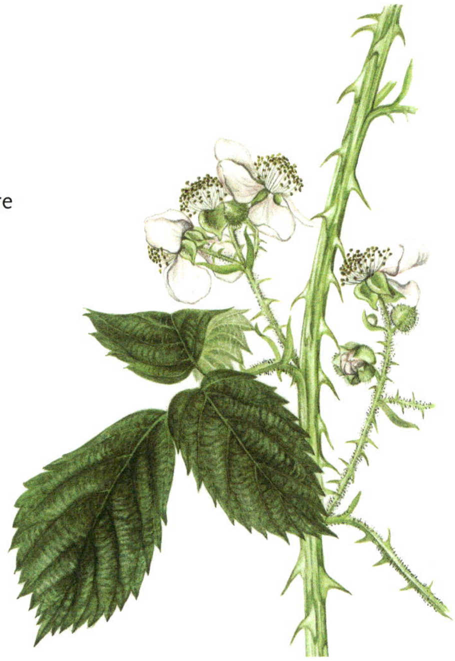

Brombeere

Die Brombeere ist vor allen Dingen wegen ihrer schmackhaften Früchte bekannt. Sie wächst im Garten genauso gut wie wild in der freien Natur und so tanzt sie auch hier von der alphabetischen Reihenfolge her etwas aus der Reihe und hat sich zur Erdbeere gesellt. Obwohl sie ja streng genommen hinter der Brennnessel hätte stehen müssen. Man findet sie weit verbreitet in Wäldern und an Waldrändern in Hecken.
Weniger bekannt ist, dass die Blätter eine günstige Wirkung bei der Zuckerkrankheit haben.
In meinen Wintertee übrigens gehören neben Hagebutte (Frucht und junge Blätter) auch die jungen Sprosse (Pflanzentriebe) von Brombeere und Himbeere sowie die Blätter der Schwarzen Johannisbeere.
Man kann die frischen Pflanzenteile verwenden oder getrocknete. Von den frischen braucht man zur Teezubereitung die dreifache Menge.

Der Tee aus den Blättern hilft bei leichtem Durchfall. Bei Entzündungen im Mund kann man ihn zum Gurgeln verwenden. Waschungen sind bei chronischen Hauterkrankungen empfehlenswert.

Fichte, Gewöhnliche

Picea abies

Sicherlich bekommt jeder einen Geruch in die Nase, wenn er Fichtennadelbad hört. Oder nicht?

Ein Badezusatz aus jungen Sprossen von Kiefern und Fichten wird seit alters gegen rheumatische Beschwerden und Erschöpfungszustände verwendet. Nehmen Sie das jedoch nicht für ein abendliches Bad, weil es anregend wirkt.

Aus den Fichtennadelspitzen kann man einen Hustensirup herstellen oder sie für Hustentee trocknen.

Die Fichtennadelspitzen kommen in einen Topf und werden schwach mit Wasser bedeckt. Achtung: Alles muss aber bedeckt sein. Das bleibt über Nacht ruhig stehen. Am folgenden Tag kommt der Topf auf den Herd und wird eine Stunde lang gekocht. Dann wegstellen. Wieder am nächsten Tag muss die Masse durch ein Tuch gepresst werden. In je einem Liter der ausgedrückten Flüssigkeit wird 400 Gramm brauner Kandiszucker aufgelöst. Das Ganze muss jetzt fünf bis sechs Stunden köcheln, ohne Topfdeckel, damit die Masse eindicken kann. Das jetzt Sirupartige wird heiß in Gläser abgefüllt. Die Gläser gut zuschrauben. Bitte die Anweisung genau befolgen, weil das Hustenmittel ansonsten verderben kann.

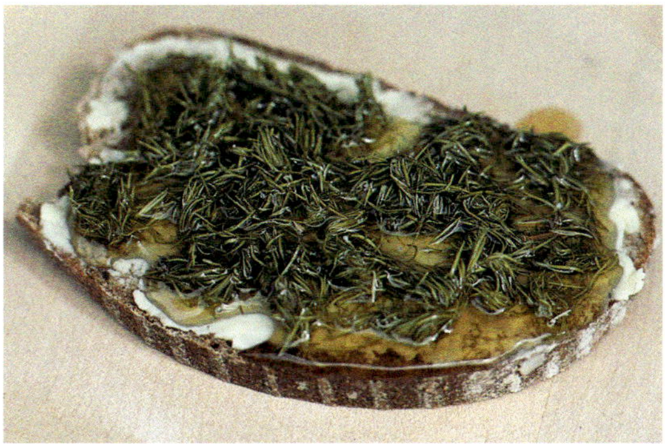

Ein Brot mit Fichtennadel-Honig

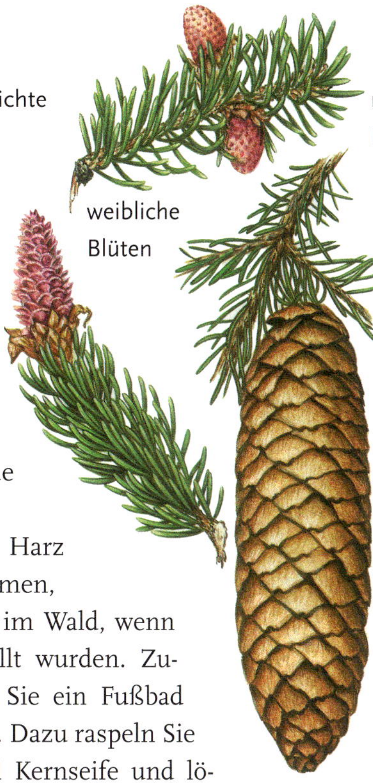

Gewöhnliche Fichte (*Picea abies*)

Falls Sie Hühneraugen haben, dann hilft folgende Behandlung. Sammeln Sie Harz von Nadelbäumen, zum Beispiel im Wald, wenn Stämme gefällt wurden. Zuerst nehmen Sie ein Fußbad mit Kernseife. Dazu raspeln Sie zwei Esslöffel Kernseife und lösen das im Wasser auf. Baden Sie darin Ihre Füße 10 bis 20 Minuten lang. Herausnehmen und abtrocknen. Formen Sie aus dem Harz ein kleines Kügelchen und legen es aufs Hühnerauge. Kleben Sie ein Hühneraugenpflaster darüber. Nach zwei Tagen können Sie es wegnehmen und das Hühnerauge herausschälen.

Aus den jungen Maitrieben der Fichte lässt sich ein schmackhafter Honig herstellen, der auch noch sehr dekorativ aussieht. Verwenden Sie nur guten Honig. Rühren Sie einige junge Fichtennadelsprosse ein. Lassen Sie das Ganze 14 Tage stehen (nicht in der Sonne). Fertig. Der Honig schmeckt nicht nur gut, sondern er hilft auch bei Parasiten im Darm. Die Fichtennadelsprosse werden mitgegessen.

Meine Mittel sind nicht für morgen, sondern für übermorgen. Haben Sie also Geduld und lassen Sie Ihrem Körper Zeit. Dann kommt die Heilung.

Frauenmantel

Alchemilla xanthochlora (=Alchemilla vulgaris)

Die Blätter des Frauenmantels erinnern an den Mantel der Mutter Gottes – so wurde es überliefert. Daher schrieb man ihm schon früh heilende Eigenschaften für Frauen zu, was auch in der Tat so ist.

Ich empfehle den Frauenmantel immer – in der Pubertät, der Schwangerschaft und in den Wechseljahren.

Wenn die Mädchen oder jungen Frauen Schmerzen bei der Periode haben, können sie sich selbst einen Tee mischen, bis sie sich „einpendelt". Schafgarbe, Frauenmantel, Taubnessel, zu gleichen Teilen, werden gemischt. Pro Tag sollten Sie einen Viertelliter von diesem Tee trinken, der mit einem gestrichenen Esslöffel der Mischung hergestellt wurde. Während der Periode eine Teepause einlegen und danach wie gehabt weitermachen.

Haben Frauen nach der Pubertät noch Periodenschmerzen, empfehle ich eine Teemischung aus Schafgarbe und Frauenmantel. Man trinkt auch hier einen Viertelliter Tee pro Tag, der aus einem gestrichenen Esslöffel der Mischung hergestellt wurde. Während der Blutungen ist Teepause. Bei zu starker Periode rate ich zu derselben Behandlung.

In den Wechseljahren ändert sich die Teemischung wieder etwas. Jetzt wird ein Tee aus gleichen Teilen Frauenmantel, Schafgarbe und Salbei hergestellt. Trinken Sie einen halben Liter, der aus zwei Esslöffel der Teemischung überbrüht wurde.
Während der Wechseljahre leiden viele Frauen unter Schweißausbrüchen und Depressionen. Man muss schwitzen. Viele Schadstoffe und Säuren schafft der Körper jetzt nach draußen.

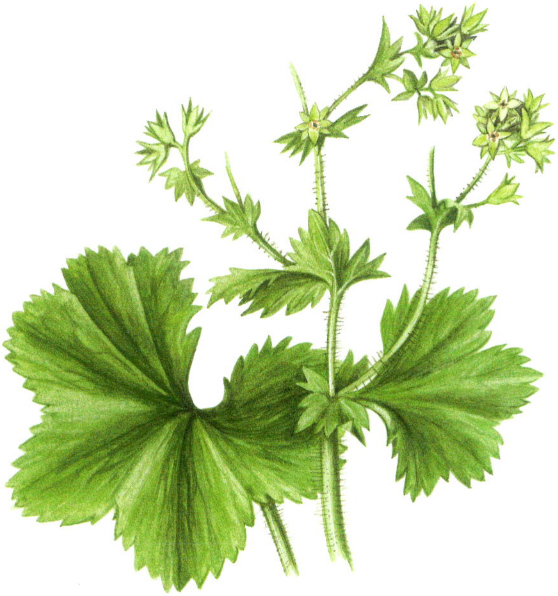

Frauenmantel (*Alchemilla xanthochlora*)

Seien Sie bejahend. Sagen Sie nicht: Mei – jetzt bin ich in den Wechseljahren, da geht es mir schlecht. Gegen das Schwitzen helfen Apfelessigbäder und Waschungen mit Apfelessigwasser. Eine Flasche mit 0,7 Liter Inhalt brauchen Sie für ein Vollbad. Legen Sie sich für etwa 20 Minuten ins Wasser. Währenddessen ständig die Haut abstreifen. Nicht abduschen, nur abtrocknen. Dann die Haut mit Johanniskrautöl einreiben. Wenn nötig, können Sie dieses Bad zwei- oder dreimal in der Woche nehmen. Während des Tages können Waschungen mit Apfelessigwasser bei Schweißausbrüchen eine große Hilfe sein.

Auch bei Zysten und Myomen helfen Tees mit Frauenmantel und Schafgarbe. Bei Zysten kann man es zusätzlich mit Ingwerauflagen probieren (siehe Seite 66). Bitte bei abnehmendem Mond, denn alles, was aus dem Körper raus soll, wird bei eben diesem Mond vorgenommen.
Wichtig ist in jedem Fall, dass Sie bei Beschwerden, wie zum Beispiel Zysten und Myomen, zum Arzt gehen.

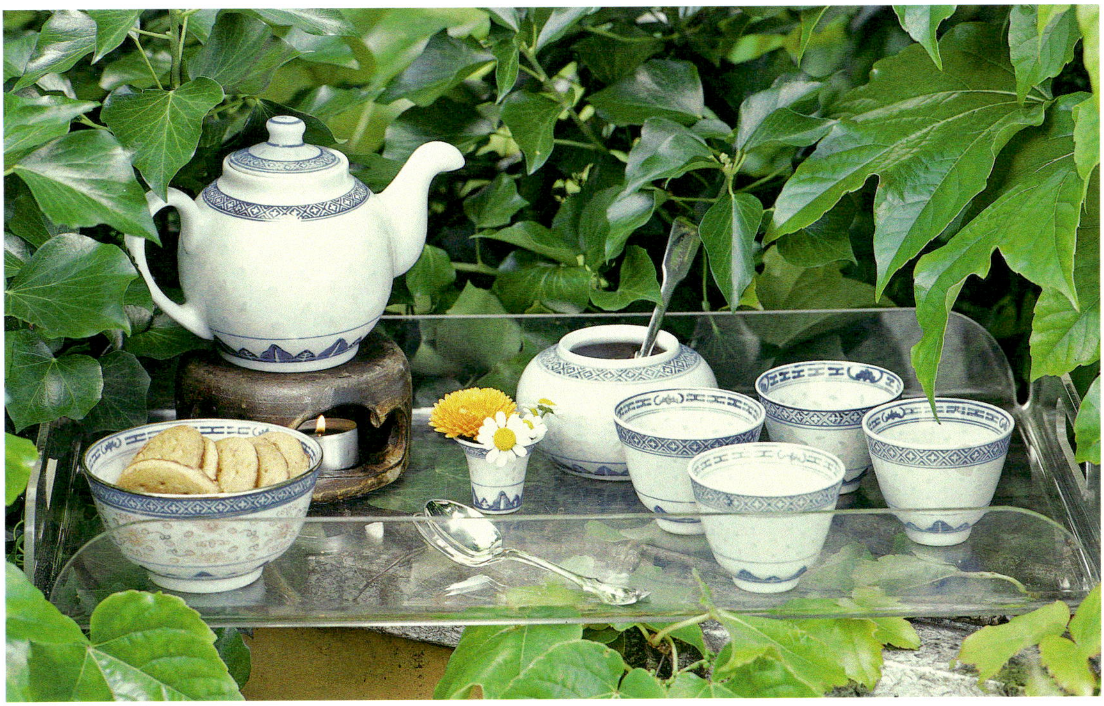

Frauenmantel in Teemischungen empfehle ich für Frauen in jedem Alter. Der Efeu und Wilde Wein drumherum ist nur Zierde.

„Liebe Frau Aschenbrenner, vielen Dank für Ihre Hilfe, Sie haben uns von einer jahrelangen Sorge befreit. Anbei unser Bericht. Nochmals tausend Dank. Bei unserer Tochter begannen die Haare trotz bester und regelmäßiger Pflege unangenehm zu riechen. Sie konsultierte einen praktischen Arzt, homopatische Ärzte und die Gynäkologin. Ohne Erfolg. 2001 verordnete ein Heilpraktiker homöopatischer Mittel, die den Abbau der Hormone in der Leber unterstützen sollen. Ziemlich bald lässt der unangenehme Geruch nach und schon entsteht ihr nächstes Problem. Nach knapp 3 Wochen entsteht auf Ihren Wangen Akne und nach Absetzen des Medikamentes riecht auch ihr Haar wieder. Nach Besuch von zwei Hautärzten und Verschreiben von Medikamenten unter anderem Cortison hilft nichts. Homöopathen und TCM-Mediziner können nicht helfen. Die gegen Akne verschriebene Antibaby-Pille bringt nichts. Februar 2004. Der Durchbruch kommt ca. 3 Wochen durch folgende Empfehlung von Eva Aschenbrenner:

1. feucht warme Wickel auf den Unterbauch
2. gleiche Teile Frauenmantel, Schafgarbe, Taubnessel 1 Eßlöffel Tee auf ein Viertel Wasser
3. bei Ausschlag ein Dampfbad machen, mit sterilem Mull runterstreichen anschließend mit Johanniskrautöl betupfen
4. Senf und Quark verzehren.

Seit Ende März ist die Haut so gut wie geheilt.
Danke!“

Familie Schlosser

Gänseblümchen

Bellis perennis

Schon früh im Jahr erfreuen uns die Gänseblümchen mit ihren kleinen, weißen Blütenköpfen mit gelber Mitte. Wenn sie erscheinen, weiß man, dass der Frühling nicht mehr fern ist. Warum sie Gänseblümchen heißen, lässt vermuten, dass die Gänse im Frühling vorliebend die kleinen Blütchen abweideten. Gänseblümchen öffnen ihre Blüten übrigens nur am Tag, in der Nacht bleiben sie geschlossen.

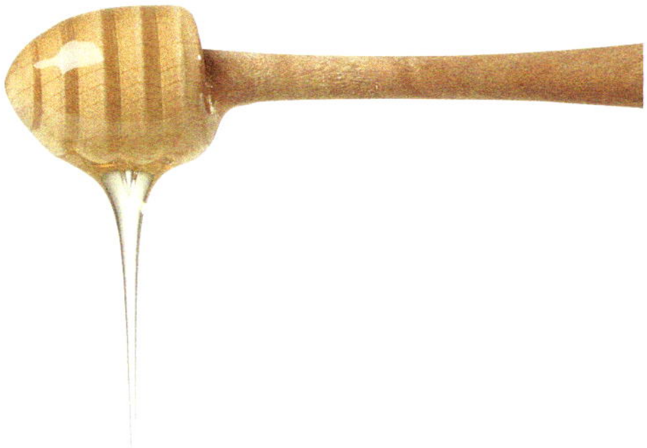

Wenn Sie Tee süßen, dann tun Sie das bitte mit Honig. Honig ist für sich schon ein Heilmittel. Es muss guter Honig sein! Denken Sie daran, dass Sie den Honig erst in den Tee geben, wenn er trinkbar ist. Er muss also abgekühlt sein, weil sonst die wertvollen Stoffe im Honig kaputt gehen.

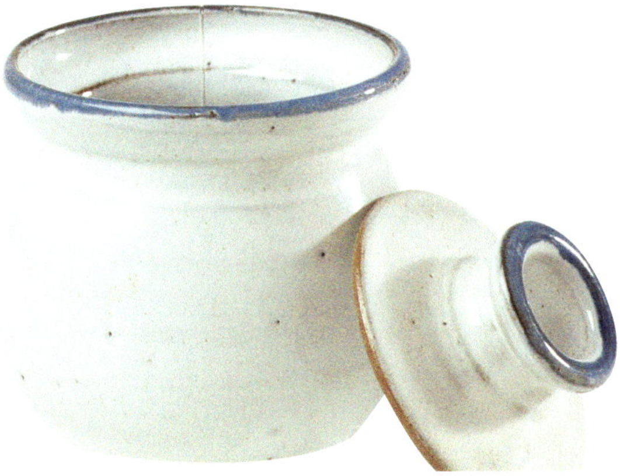

Honig ist ein Heilmittel und sollte in keinem Haushalt fehlen.

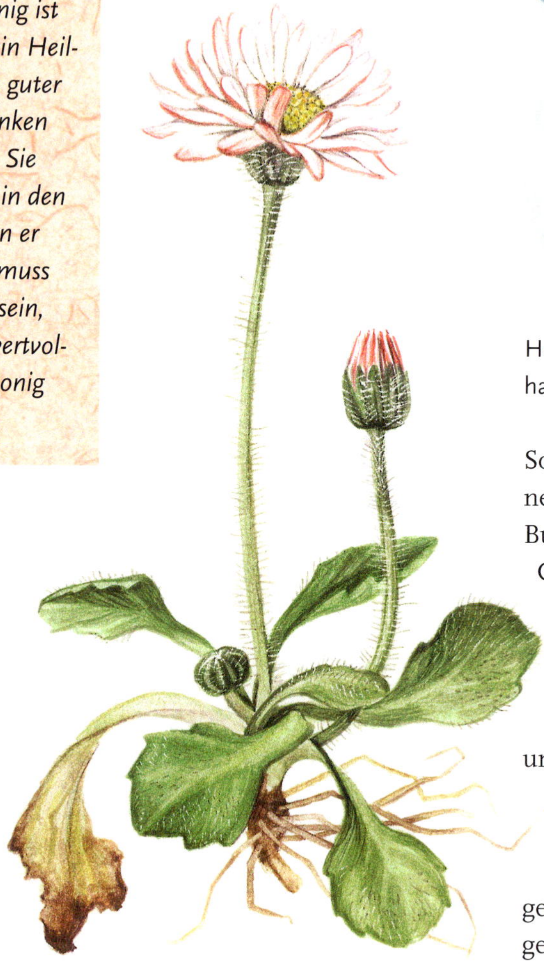

Gänseblümchen (*Bellis perennis*)

Sowohl die Blüten als auch die Blättchen können Sie für Tee und Salat nehmen. Oder aufs Butterbrot legen – das sieht einfach schön aus.

Gänseblümchen enthalten Saponine und Vitamin C, reinigen das Blut und wirken harntreibend. Umschläge helfen bei Prellungen, Verstauchungen und Wunden. Für einen Umschlag quetschen Sie die Blüten und Blätter mit einem Nudelholz, geben die Masse auf ein Tuch und legen es auf die betroffene Stelle.

Ein Mann sagte mir einmal Angesicht zu Angesicht zu einem Salat, der mit den Blümchen geziert war: „Ich kann die nicht essen. Die lachen mich so an.“

Gurke

Cucumis sativus

Wir kennen die typischen Freilandgurken, die jeder im eigenen Garten pflegen kann. Für die langen Salatgurken braucht man das Gewächshaus.
Gurken schmecken herrlich als frischer Salat, ob allein oder in Mischung mit Tomaten, Zwiebeln und grünem Salat. Versuchen Sie dieses Gemüse selbst anzubauen oder kaufen Sie Bio-Gurken, die leider oft teuer sind. Es wäre aber sehr gut, wenn Sie die Schale mitessen könnten, was Sie nur bei unbehandelten Früchten tun dürfen.

Gurkenschalen haben einen hohen Gehalt an Elektrolyten. Sie kräftigen und entschlacken. Für eine Entschlackungskur trinken Sie jeden Tag über zwei Wochen hinweg den Saft einer großen Gurke. Die Gurke wird dazu mitgehobelt. Alles wird durch ein Tuch gegeben, was man zum Schluss kräftig ausdrückt.

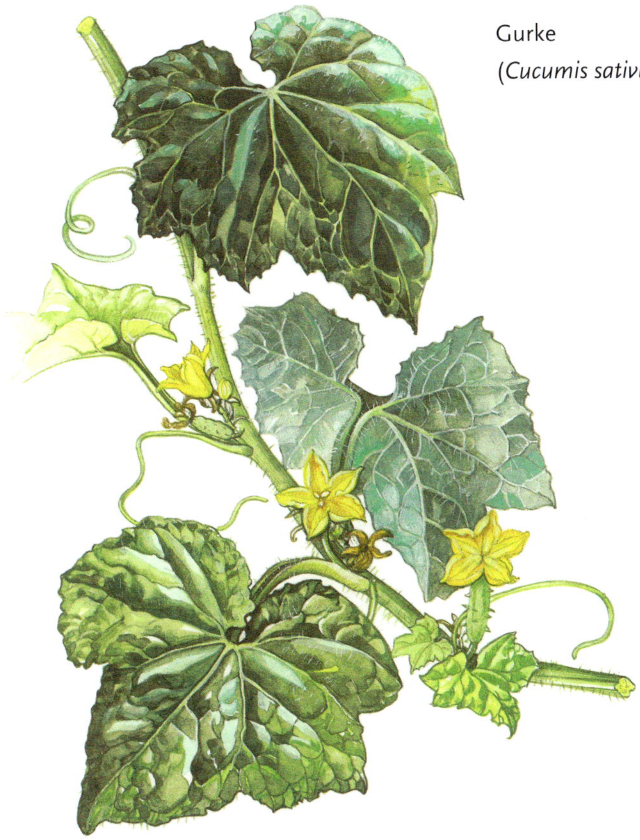

Gurke (*Cucumis sativus*)

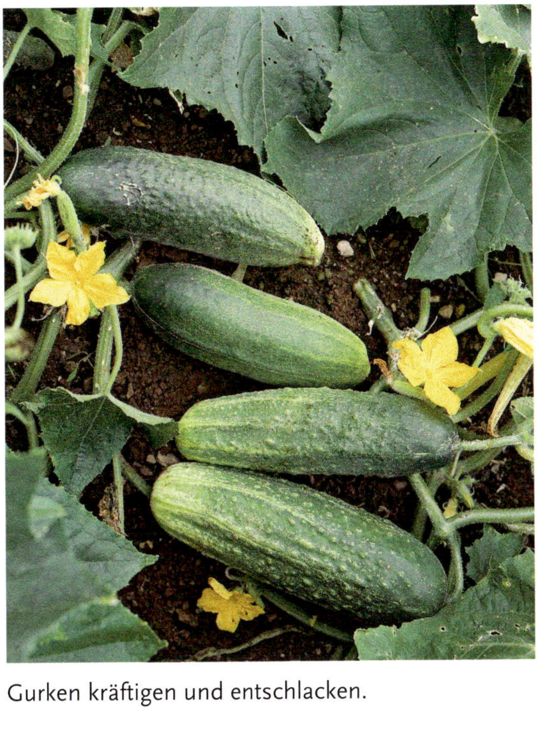

Gurken kräftigen und entschlacken.

Altbekannt ist auch die „Gesichtsmaske“ mit Gurkenscheiben. Dazu schneidet man eine unbehandelte Gurke in Scheiben und legt sie nach der Gesichtsreinigung für etwa 15 Minuten dicht an dicht aufs Gesicht. Das erfrischt und lässt die Fältchen weichen.

Ein anderes Schönheitsmittel: Ich hatte einmal eine Frau in einem meiner Seminare, die mir Folgendes sagte: „Wenn ich verreise, brauche ich nichts extra für mein Gesicht mitzunehmen. Ich habe mein Schönheitsmittel immer dabei.“ Sie wusch sich ihr Gesicht immer mit eigenem Urin und sie hatte eine wunderbare Haut.

Hagebutte

Rosa canina, Rosa rugosa

Hagebutten kennt wahrscheinlich jeder aus seiner Kindheit, weil die Kerne so ein hervorragendes „Juckpulver" ergeben. Hagebutten kommen wild vor – in Wäldern, an Waldrändern und auf dem freien Feld. Man kann die Hagebutten der Hundsrose *(Rosa canina)* und der Kartoffelrose *(Rosa rugosa)* verwenden.

Sie schwemmen Ablagerungen aus den Gelenken. Außerdem helfen sie bei Ängsten und bauen die körperlichen Kräfte wieder auf.

Hagebutten geben Teemischungen einen fruchtig-säuerlichen Geschmack, der nicht nur von Erwachsenen, sondern auch von Kindern gerne getrunken wird. Ich habe Hagebuttentee als Kind sehr geliebt und meine Mutter kochte ihn oft für uns.

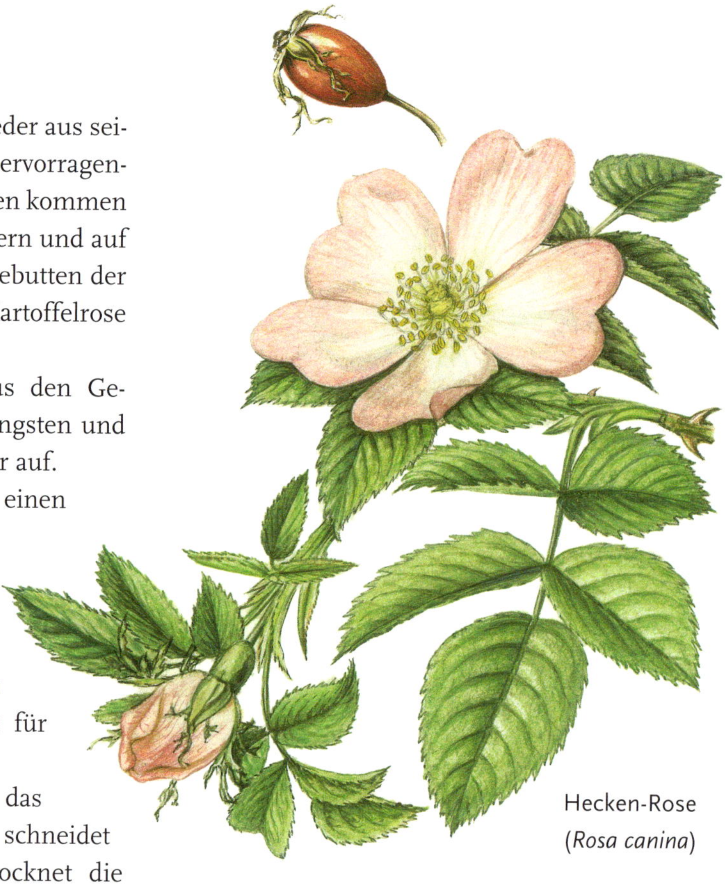

Hecken-Rose (*Rosa canina*)

Man lässt die Kerne drinnen. Nur das Köpfchen wird abgeknipst. Dann schneidet man die Hagebutte klein und trocknet die Fruchtteile. Vergessen Sie nicht, die Früchte vor dem Kleinschneiden zu waschen.

Ich habe die Hagebutte auch für meinen Wintertee ausgewählt. Sie enthält viele Vitamine, Pektine, Fruchtsäuren und Gerbstoffe.

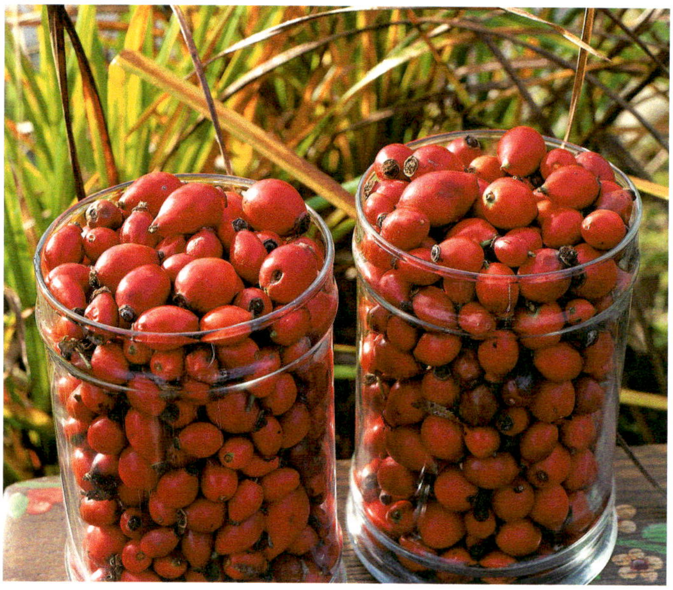

Hagebutten geben jeder Teemischung einen fruchtig-säuerlichen Geschmack.

Wintertee-Kur zum Aufbau körperlicher Kräfte

Ich empfehle, sechs Wochen lang jeden Tag einen halben Liter von meinem Wintertee zu trinken. Die Jahreszeit ist gleichgültig, das kann man immer machen. Vor allen Dingen werden Ablagerungen aus den Gelenken geschwemmt. Außerdem werden die Nerven gestärkt und das Blut gereinigt. *Mehr zum Wintertee finden Sie auf Seite 89.*

Himbeere

Rubus idaeus

Die Himbeere ist eine einheimische Pflanze, die gerne auf Waldlichtungen und an Waldrändern verwildert vorkommt. Die Früchte kennt schon jedes Kind. Und die vielen gezüchteten Sorten mit teilweise sehr großen Himbeeren zeugen davon, wie beliebt die Pflanze ist.

Ich verwende nur die Blätter der „wilden Himbeeren", nicht die der Garten-Himbeere. Für meinen Wintertee habe ich Himbeerblätter und -sprossen ausgewählt. Sie helfen dem Blut und schwemmen aus.

Falls sich eine Frau auf die Geburt vorbereiten will, gibt es ein einfaches Mittel. Mischen Sie dem Schafgarben-Frauenmantel-Tee in den letzten vier Wochen der Schwangerschaft Himbeerblätter dazu. Trinken Sie einen halben Liter der Teemischung, der ein gestrichener Esslöffel getrockneter Himbeerblätter zugesetzt wurde.

Die Wirkstoffe der Himbeerblätter sind auch in meiner Dreifachsalbe, gemeinsam mit Ringelblume und Schafgarbe. Lesen Sie dazu Seite 47.

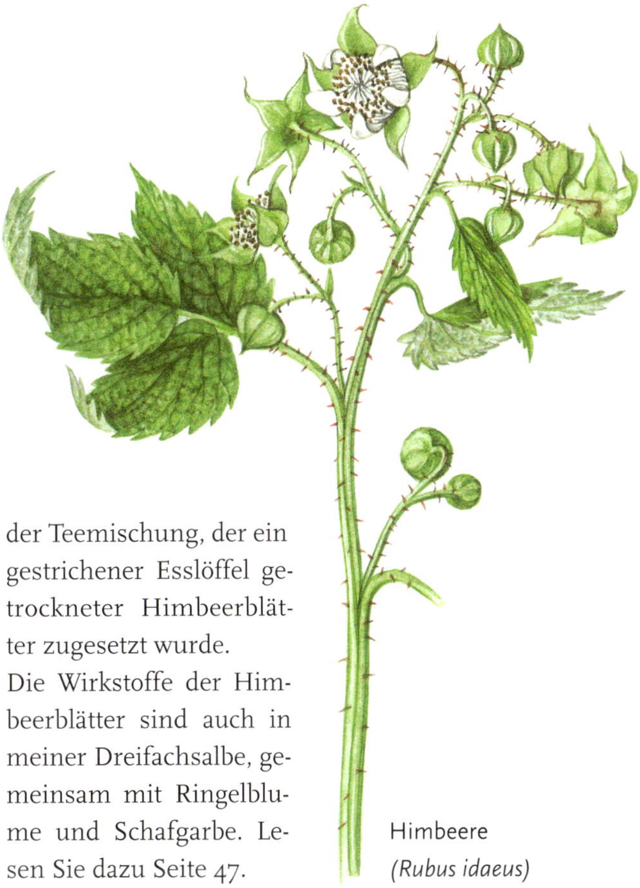

Himbeere
(Rubus idaeus)

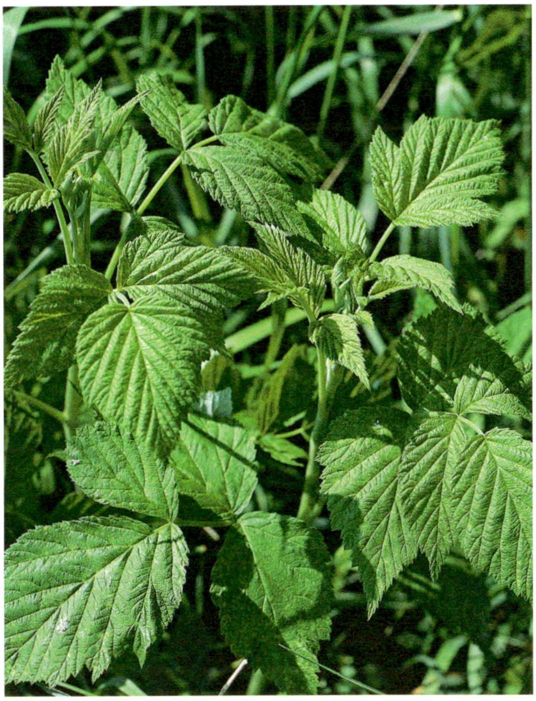

Die Himbeere kommt bei uns wild an Lichtungen und Waldrändern vor.

„Liebe Frau Aschenbrenner, wie bereits telefonisch über den Erfolg im Kampf gegen meine Hämorrhoiden berichtet, möchte ich mich hiermit recht herzlich bedanken. Die Anwendung von „Retterspitz äußerlich" und die mir empfohlene Mix-Salbe aus Ringelblumen, Himbeerblättern und Schafgarbe, hat mir sehr geholfen. Jahrelang hatte ich mit meinen Hämorrhoiden große Probleme, probierte Salben und vieles mehr aus der Apotheke aus und war nahe daran, mich wegen dieser Beschwerden operieren zu lassen. Dank Ihrer Hilfe bin ich nun von diesem Leiden befreit." …

Rita Meisinger

Hirse

Panicum miliaceum

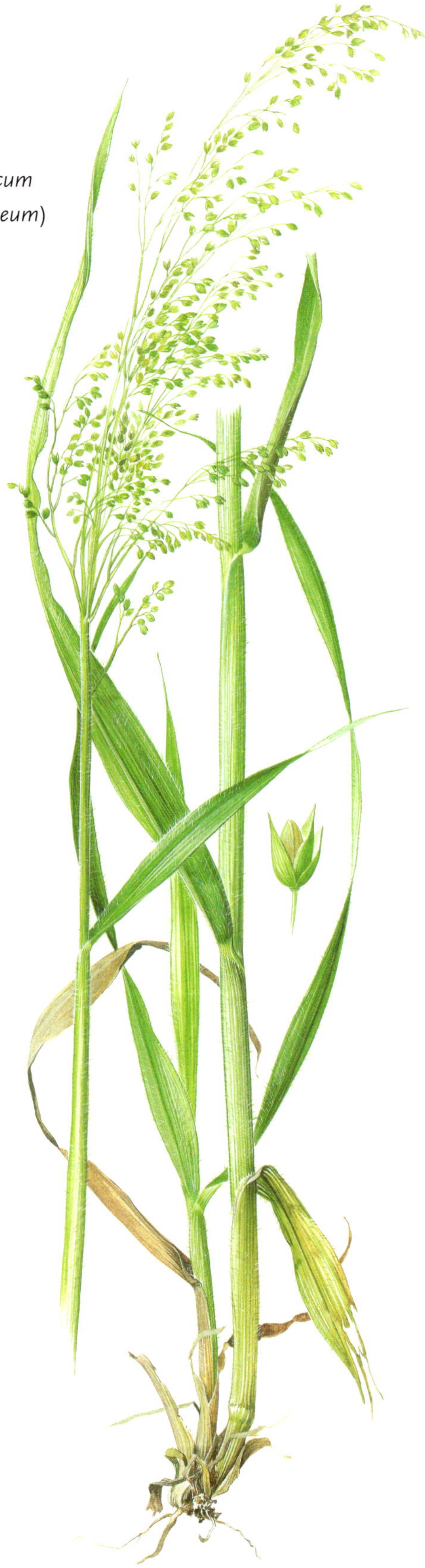

Hirse (*Panicum miliaceum*)

Die Hirse schätze ich sehr. Sie ist ein hervorragendes Nahrungsmittel, das Haaren, Haut, Nägeln und Magen sowie dem Darm hilft und blutreinigend wirkt.

Um nach Durchfall die Darmflora wieder aufzubauen, empfehle ich, Hirse zu essen und Salbeitee zu trinken. Ganz wichtig ist, dass die Hirse gekocht wird, bevor man sie isst. Sie muss aufmachen, so richtig bazig sein. Bitte keinesfalls roh essen. Ich höre immer wieder: „Jetzt streue ich die Hirse schon immer übers Müsli und sie bringt mir auch nichts." Das stimmt, aber gekocht werden Sie die positiven Wirkungen sehr schnell merken.

Für die Haare ist Hirse ein Segen. Sie wachsen dichter und brechen nicht ab. Zusätzlich kann man Haarkuren mit Birken- und Brennnesselsud anwenden (siehe Seite 14f, 18f). Empfehlenswert ist auch das Bürsten mit einer Bürste aus Wildschweinborsten. Ich selbst verwende seit Jahren zwei verschiedene Bürsten. Mit einer Drahtbürste kämme ich einmal durch, dann nehme ich die mit den Wildschweineborsten und kämme meine Haare viele Male. Diese Bürste befreit mein Haar von Schmutz und Fett. Alle paar Tage wasche ich die Bürste aus. Fertig.

Hirse hilft bei brüchigen Fingernägeln. Sie können für Haare und Nägel ersatzweise MINACTIV® von Dr. Metz nehmen. Das gibt es als Nahrungsergänzung in Apotheken und Reformhäusern.

Hirsebreiauflagen helfen bei Gicht und Arthrose.

„Sehr geehrte Frau Aschenbrenner, vielen Dank für Ihre Tipps bei meinem Haarproblem! Habe ihren Sechsertee und die Hirse in verschiedenen Varianten zu mir genommen. Mit Widerwillen. Scheinbar mit Erfolg. Die euromünzgroße Stelle ist wieder zugewachsen." …

Schwarzer Holunder

Sambucus nigra

Den Schwarzen Holunder findet man überall wild wachsend, ob im Wald oder auf dem Feld, im Garten oder auf Verkehrsinseln. Man kennt ihn auch unter dem deutschen Namen Holler, der seinen Ursprung in einer alten Überlieferung hat. Demnach wohnt in den Blättern dieses Busches die Holde oder Holle, eine segensbringende Göttin, die Übel von Haus und Hof abwehrt. Vor dem Holunder soll man den Hut abnehmen.

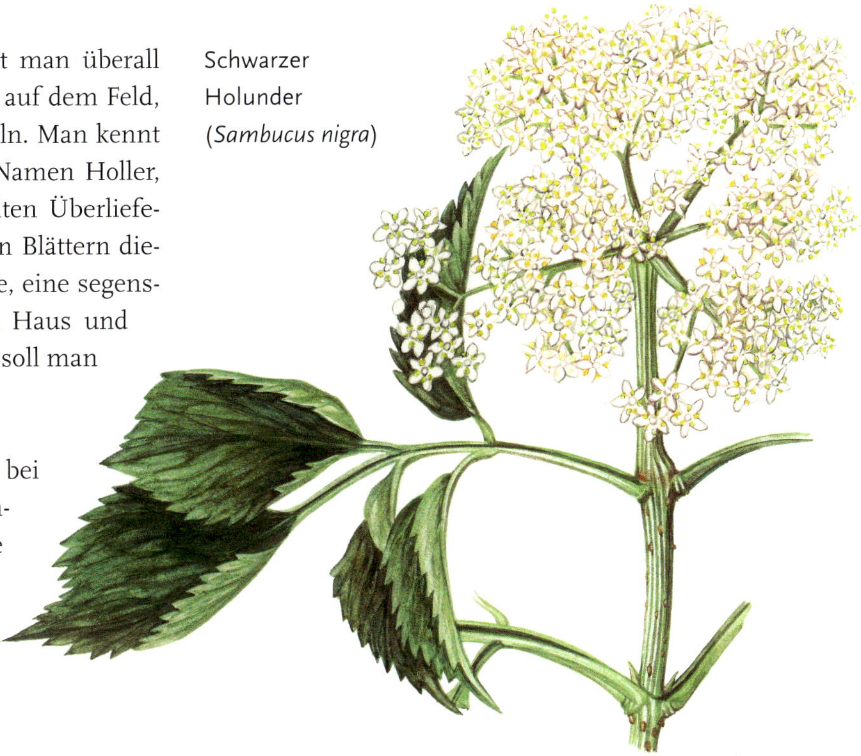

Schwarzer Holunder (*Sambucus nigra*)

Sammeln Sie die Blüten für Tees bei Bronchitis, Husten, grippalen Infekten und Erkältungen. Der Tee wirkt schweißtreibend. Außerdem hilft er Niere und Leber. Vielerorts wird Hollersekt aus den Blüten hergestellt, der sich auf Partys als Besonderheit großer Beliebtheit erfreut. Auch die Beeren werden für Heilzwecke gesammelt. Aber **Vorsicht: Roh dürfen die Beeren nicht verwendet werden, nur gekocht.**

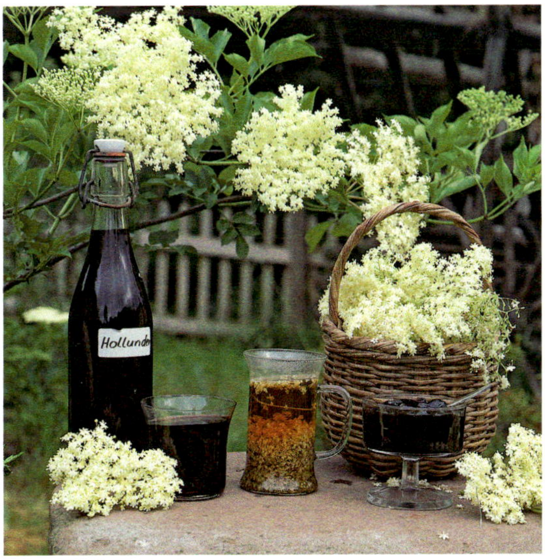

Vom Holunder verwenden wir die Blüten und die Beeren. Die Beeren dürfen nicht roh verwendet werden!

Der Saft der Holunderbeeren ist fürs Immunsystem. Bei Gürtelrose empfehle ich den Hollersaft und auch alle anderen roten Säfte; hier will ich die Roten und Schwarzen Johannisbeeren, Rote Bete (als Saft und Essen) und blaue Trauben nennen.

Natürlich können Sie aus dem Saft auch leckeres Gelee herstellen. Geben Sie ein Gläschen Schnaps in den Saft, das gibt dem Gelee eine besondere Note.

Rezept bei geschwollenen Mandeln

Sammeln Sie wenige Blütendolden. Vorsichtig waschen und das Wasser ebenso vorsichtig abschütteln. Geben Sie sie in Milch und kochen Sie beides kurz auf. Vom Herd nehmen und eine viertel bis eine halbe Stunde stehen lassen. Danach abseihen und mit der Milch gurgeln.

Johanniskraut, Tüpfel-Johanniskraut

Hypericum perforatum

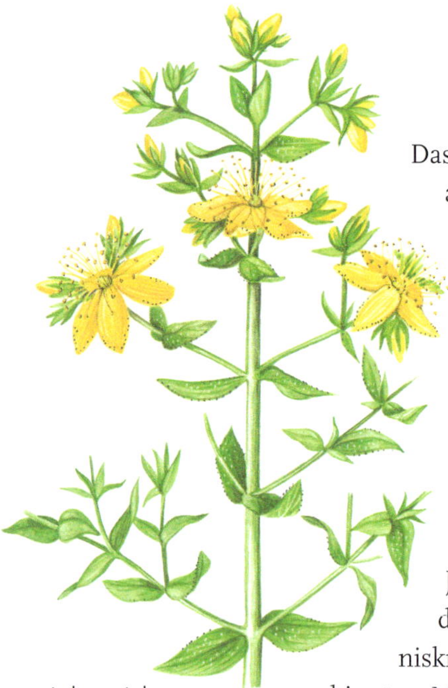

Johanniskraut (*Hypericum perforatum*)

Das Johanniskraut wird seit alters als Heilmittel verwendet. Die Blätter dieses heilkräftigen Krautes sind durchscheinend getüpfelt, daher kommt der Name Tüpfel-Johanniskraut. Die höchsten Inhaltsstoffe sind in den Pflanzen, die am 24. Juni, dem Johannistag, geerntet werden. Man erntet das Johanniskraut übrigens von 24. Juni bis etwa Mitte August. Das sind ungefähr sechs Wochen.

Die Wirkungen und Anwendungsgebiete sind vielseitig. Bei Traurigkeit und depressiven Verstimmungen kann es empfohlen werden, außerdem bei Akne und in den Wechseljahren. Bei Schnupfen und Husten sowie Bronchitis helfen die Inhaltsstoffe und das Öl ist ein gutes Hautheilungsmittel und wird bei Mittelohrentzündung eingesetzt. Bei einer Mittelohrentzündung müssen Sie vorher auf jeden Fall zum Arzt gehen.

Wenn man traurig ist, kann man Johanniskrauttee trinken und sich mit Johanniskrautöl einreiben. Den Johanniskrauttee empfehle ich immer in einer Mischung mit Melisse, Hopfen und Baldrian (Wurzel).

Wichtig sind auch Gebete. Versuchen Sie es einfach einmal mit dem Satz: „Herr Jesus Christus erbarme dich meiner." Wiederholen Sie ihn immer wieder im Stillen oder auch laut. Gebete helfen mir persönlich immer. Wenn man nicht mehr weiter weiß, hat man noch das Gebet – zu jeder Zeit und an jedem Ort.

Bei Akne empfehle ich, unterstützend zu den Behandlungen (siehe Seite 70) Dampfbäder mit Salbei, Schafgarbe, Johanniskraut und auch Kamille zu machen. Alle Kräuter kommen in einen älteren Topf und werden fünf Minuten gekocht. Dann gibt man alles in eine Schüssel und lässt unter einem Handtuch die Dämpfe auf das Gesicht einwirken. Nach zehn Minuten das „Bad" beenden und die Haut mit sterilem Mull runterstreichen. Es darf ruhig bluten. Anschließend leicht mit Johanniskrautöl betupfen. Bei Bronchitis oder für die Lunge und die Nebenhöhlen kann man Dampfbäder mit Salbei, Thymian, Johanniskraut, Schafgarbe und Zinnkraut machen. Atmen Sie die Dämpfe etwa zehn Minuten unter einem Handtuch ein. Wiederholen Sie es am nächsten Tag. In der ersten Zeit wiederholt man die Behandlung jeden Tag einmal. Wenn die Beschwerden stark abklingen und schon abgeklungen sind, dann nur noch wenige Male pro Woche. Hören Sie nicht zu früh auf.

Bei Schnupfen können Sie Dampfbäder (unter einem Handtuch) mit Salbei, Johanniskraut, Thymian, Schafgarbe und Zinnkraut machen (siehe Seite 65). Nachdem Sie das Dampfbad

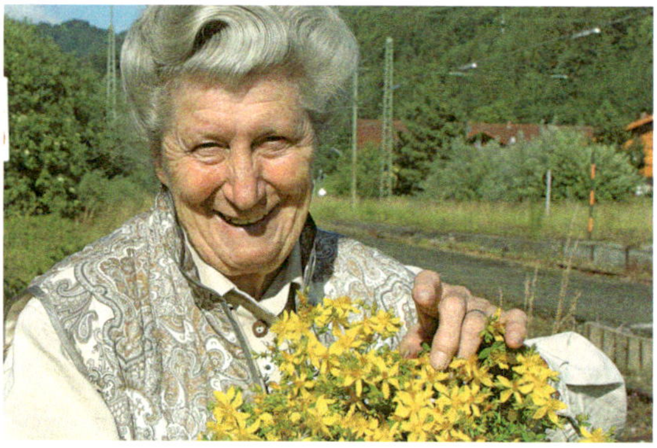

Immer wieder findet man Plätze, an denen man in Mengen das Johanniskraut sammeln kann. Darüber bin ich immer sehr dankbar. Bitte vergessen Sie nicht, zu bitten und sich zu bedanken, wenn Sie ein Kraut abschneiden.

beendet haben, legen Sie den Kopf zurück. Einen Tropfen Johanniskrautöl geben Sie rechts und einen links ins Nasenloch. Dann hochziehen. Es darf auch hinten runterlaufen. Damit unterstützt man die Heilung der Schleimhäute. Bei Mittelohrentzündung ist es das Allerbeste einen Tropfen angewärmtes Johanniskrautöl in den Gehörgang zu geben. Zusätzlich legen Sie auf die Muschel einen in Retterspitz® Äusserlich getränkten Mull. Und ein zusammengelegtes größeres – auch in Retterspitz® Äusserlich getränktes – Taschentuch wird übers gesamte Ohr gedeckt. Nach einer halben Stunde lässt der Schmerz nach.

Ganz wichtig: Gehen Sie bei einer Mittelohrentzündung zum Arzt, bevor Sie es mit der beschriebenen Behandlung versuchen.

Johanniskrautöl selbst herstellen

Zerstoßen Sie so viele Johanniskraut-Knospen und auch Blüten und kleine Blättchen, dass Sie ein Drittel einer weithalsigen Flasche füllen können. Gießen Sie mit gutem Olivenöl auf. Nun etwa sechs Wochen sonnig und warm ruhen lassen. Das Öl bekommt in dieser Zeit eine rote Farbe. Ich seihe das Johanniskraut nicht ab, sondern nehme immer nur das heraus, was ich in nächster Zeit brauche. Mit der Zeit wird das Öl noch intensiver und hat dadurch mehr Wirkung.

Mein erster „Fall" war eine Frau, die 1986/87 bei uns die Ferienwohnung gemietet hatte. Gleich zu Beginn eröffnete sie mir: „Ich darf nur in mit Kernseife gewaschener Bettwäsche schlafen, daher habe ich meine eigene Bettwäsche mitgebracht." Sie hatte einen furchtbaren Ausschlag an beiden Beinen und auch am Körper. Dann ist das Ganze ins Laufen gekommen. Ich habe ihr einen Kräutersud gekocht und den ins Badewasser gegossen. Sie nahm ein Bad von zehn Minuten. Danach habe ich sie eine Stunde mit Johanniskrautöl eingerieben. Das war die erste Nacht seit Monaten, die sie wieder durchschlafen konnte. Wir haben diese Behandlung fortgesetzt. Nach zwei Wochen war der Ausschlag so gut wie weg. Diese Frau ging zum Verkehrsamt und lobte mich ganz arg. Daher kam die Leiterin des Verkehrsamtes zu mir und bat mich, Vorträge zu halten. Erst habe ich mich das gar nicht getraut, aber dann begannen wir, regelmäßig Kräuter-Spaziergänge anzubieten. Am Anfang kamen nur ein, zwei, drei Leute, manchmal bin ich allein gegangen und heute stehen bis zu 100 Leute da. Jetzt könnte ich täglich gehen, aber leider müssen wir vielen absagen. Jetzt geht es nur noch mit Anmeldung.

Vieles sprach am Anfang dagegen, dass ich all dieses mache. Aber ich habe mich nicht beirren lassen. Ich fühlte meinen „Auftrag".

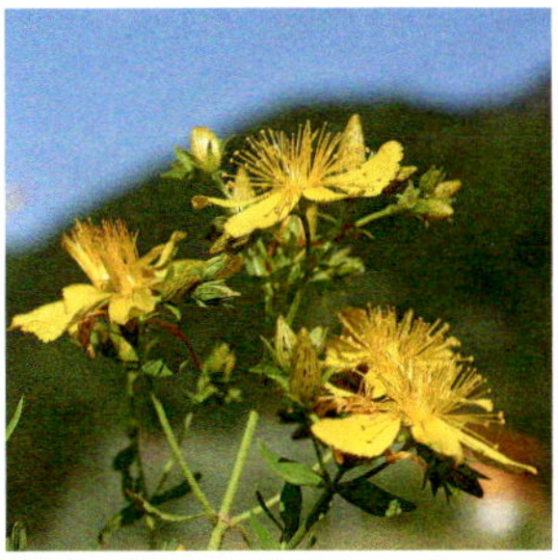

Johanniskraut ist ein altes Heilkraut. Bitte mit Vorsicht genießen, weil es die Lichtempfindlichkeit erhöht.

Johanniskraut erhöht die Lichtempfindlichkeit und ist deshalb mit Vorsicht zu genießen.

„Sehr geehrte Frau Aschenbrenner, für Ihre vielen guten Tipps per Telefon, die Sie mir gegeben haben bei einer sehr unangenehmen, juckenden Antibiotikaallergie dank ich Ihnen herzlich. Ihre Ratschläge habe ich befolgt und die natürlichen Heilmittel aus der Apotheke (Johanniskrautöl, Retterspitz, MinAktiv usw.) sowie Ihr 6er Tee haben mich von diesem scheußlichen Ausschlag am ganzen Körper befreit, nachdem Cortisongaben erfolglos waren." … Ursula Honz

Kartoffel

Solanum tuberosum

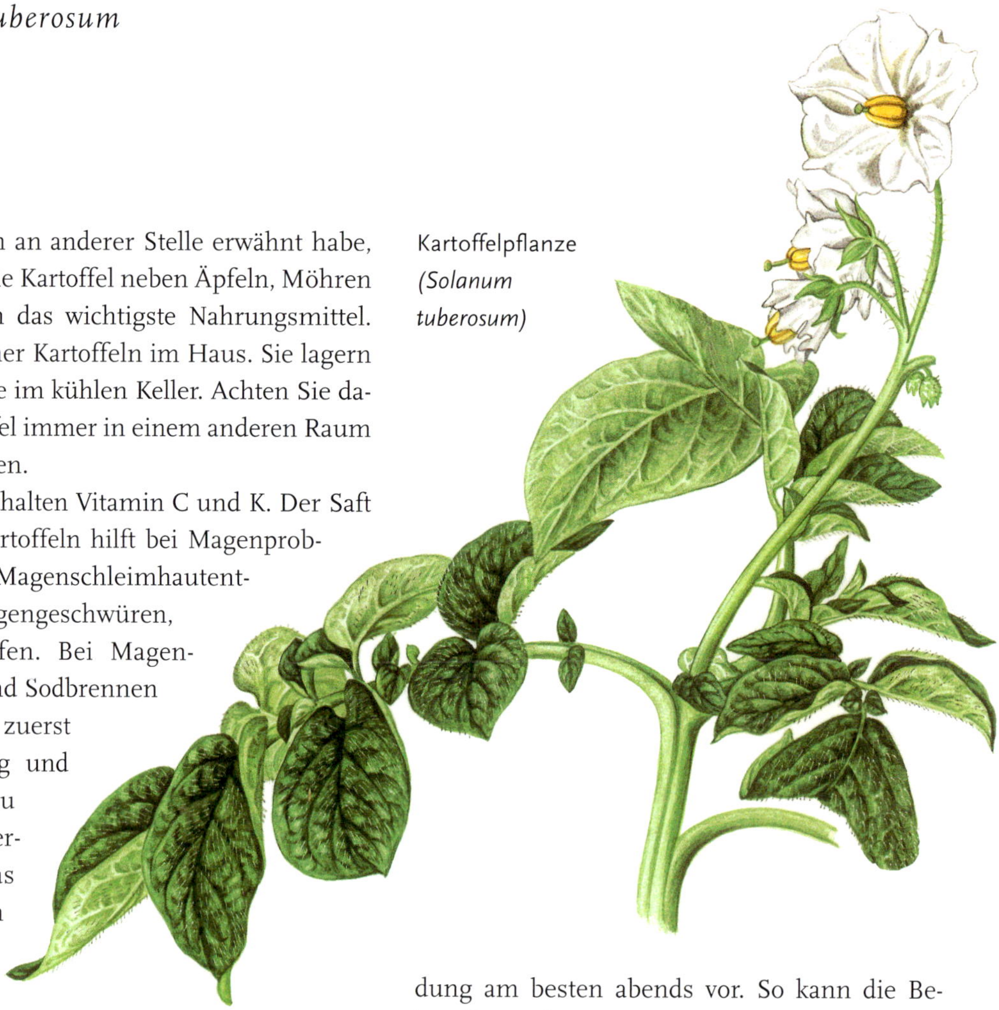

Kartoffelpflanze *(Solanum tuberosum)*

Wie ich schon an anderer Stelle erwähnt habe, ist für mich die Kartoffel neben Äpfeln, Möhren und Zwiebeln das wichtigste Nahrungsmittel. Ich habe immer Kartoffeln im Haus. Sie lagern in einer Steige im kühlen Keller. Achten Sie darauf, dass Äpfel immer in einem anderen Raum gelagert werden.
Kartoffeln enthalten Vitamin C und K. Der Saft von rohen Kartoffeln hilft bei Magenproblemen, wie Magenschleimhautentzündung, Magengeschwüren, Magenkrämpfen. Bei Magenproblemen und Sodbrennen empfehle ich, zuerst einmal richtig und lange genug zu kauen. Oft verschwindet das Problem dann von ganz alleine. Ein Bissen sollte 25- bis 32-mal gekaut werden. Das schlechte Kauen reizt die Schleimhäute. Bei Magenproblemen bitte nie Kamillentee trinken. Salbeitee und das Kauen von Salbeiblättern ist gut. Es nimmt die Entzündungen in Mundhöhle und Magen. Ansonsten hilft folgendes Rezept: Morgens eine rohe Kartoffel aufreiben. Den Brei ausdrücken und das Kartoffelwasser trinken. Das bekommt dem Magen sehr.

Bei Husten und Bronchitis koche ich Kartoffeln mit oder ohne Schale weich und gebe sie auf ein Tuch. Das Ganze kommt auf die Brust. Bitte so heiß anwenden, wie man es aushält, **aber aufpassen, dass man sich nicht verbrennt.** Wenn es lauwarm ist, herunternehmen. Brust und Rücken werden dann mit Retterspitz® Quick eingerieben. Nehmen Sie diese Anwendung am besten abends vor. So kann die Behandlung über Nacht wirken.
Die Kartoffelauflagen kann man auch für die Nieren machen. Man legt eine Plastikfolie aufs Betttuch in Höhe der Nieren, legt den genannten Kartoffelumschlag um die Nieren und geht ins Bett. Den Umschlag lässt man über Nacht einwirken.
Das Absudwasser der Kartoffeln kann man zum Fußbad verwenden. Das schützt vor Frostbeulen. Bei Kopfschmerzen kann man Kartoffelsaft (roh) über die Nase hochschnupfen. Das hilft.
Bei Gliederschmerzen und Gichtanfällen werden rohe Kartoffeln aufgerieben und mit heißem Wasser überbrüht. Dann baden Sie die betroffenen Glieder in dem Brei.
Für Auflagen nehme ich ein ausgewaschenes Geschirrtuch oder ein altes Betttuch. Niemals Frottee, das gibt nicht mehr genug ab.

Kleinblütiges Weidenröschen

Epilobium parviflorum

„Liebe Frau Aschenbrenner! Ihre Vorträge im Fernsehen (Wir in Bayern) sind sehr lehrreich und umfassend. Es ist immer etwas dabei, was man sofort brauchen kann. Das Höchste für mich ist die Kartoffelauflage. Ich habe sie beiderseits im Nierenbereich aufgelegt und spürte, dass die Auflage genau das ist, was ich schon als Kind gebraucht hätte."...

Familie Streller

„Liebe Frau Aschenbrenner,
als erstes möchte ich Ihnen meinen großen Dank aussprechen für die Ratschläge meines Magen- und Darmproblems, welche ich mit Erfolg ausgeführt habe.

Exakt nach 3 Wochen der erste kleine Erfolg. Meine Darmflora hat sich leicht gebessert und nach genau 5 Wochen ist mein Stuhl wieder in Ordnung. Ich hatte zirka 2 Jahre immer Durchfall und starke Blähungen. Magen-Darmspiegelung, viele ärztliche Besuche habe ich erfolglos hinter mir. Dass die Natur so hilfreiche Mittel hergibt, ist erstaunlich. Dabei war alles so einfach.

- Täglich den Saft einer rohen Kartoffel (gerieben und ausgedrückt)
- 3 Karotten gerieben und ein bisschen Öl über den Tag verteilt.

Auch Retterspitz innerlich 3 Stamperl hatten seine Wirkung. Retterspitz äußerlich habe ich auch probiert mit Wickelauflage, aber nicht regelmäßig. Zusätzlich Arnika D 12 3- bis 5-mal täglich 7 Kügelchen. Ganz besonders finde ich den 6er Tee, welchen ich auch täglich 1 l trinke. Das werde ich auch nach der Kur beibehalten" ... „In Dankbarkeit ..."

Das Kleinblütige Weidenröschen kommt wild wachsend weit verbreitet vor. Auch bei mir im Garten wachsen einige Pflanzen. Ich sage immer wieder dazu, dass ich vom Kleinblütigen(!) Weidenröschen rede, es gibt auch noch andere Arten. Sammeln Sie die Pflanze zur Blütezeit. Sie wird etwa zehn Zentimeter über dem Boden abgeschnitten.

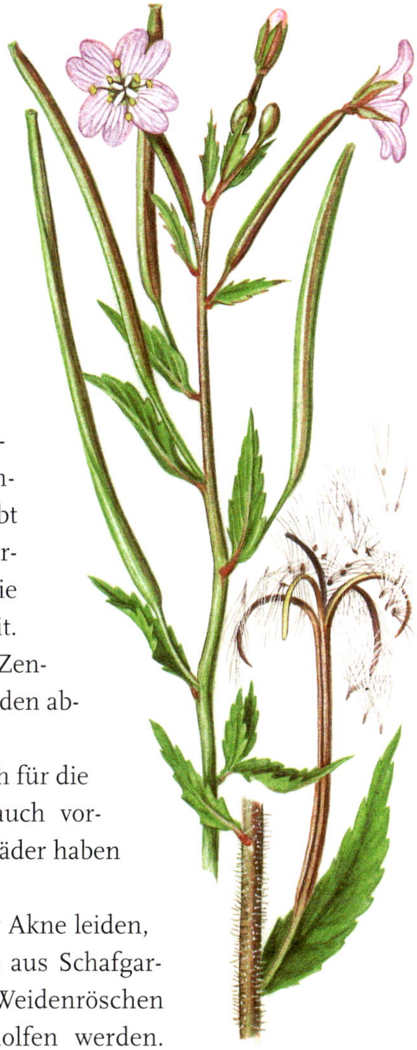

Kleinblütiges Weidenröschen *(Epilobium parviflorum)*

Den Tee empfehle ich für die Prostata. Er wirkt auch vorbeugend. Auch Sitzbäder haben sich bewährt.

Bei Buben, die unter Akne leiden, kann mit einem Tee aus Schafgarbe, kleinblütigem Weidenröschen und Zinnkraut geholfen werden. Die drei Kräuter werden zu gleichen Teilen gemischt. Die Jungs bekommen einen Viertelliter Tee pro Tag, der mit einem gestrichenen Esslöffel der Teemischung hergestellt wurde. Die Behandlung wird so lange fortgeführt, bis die Akne verschwindet.

Buben und Mädchen in der Pubertät kann man mit „Unterbauchauflagen" helfen. Dazu legt man beim Zu-Bett-gehen ein feuchtheißes Tuch auf den Unterbauch. Darüber wird ein Slip angezogen. Es kann zu einer Erstverschlimmerung kommen. Nicht aufgeben!

Kornelkirsche

Cornus mas

Schon im Februar, und noch bevor ihre Blätter erscheinen, blüht die Kornelkirsche in Wäldern, an Waldrändern, am Feldrand und natürlich im Garten. Sie ist eine unserer frühesten Blüher. Ihre filigranen Blütchen sind von Ferne kaum zu sehen, in der Nähe sind sie dann aber wundervoll anzuschauen.

Ich empfehle die Kornelkirsche für den Magen und den Darm. In meiner Tiefkühltruhe habe ich immer einen Beutel mit Kornelkirschen, damit ich auch im Winter und Frühjahr beziehungsweise Sommer ihre Heilkraft verwenden kann. Sie können die Früchte entsaften und Gelee daraus herstellen. Oder man macht Mus daraus.

Falls Sie Durchfall haben, ist es ganz wichtig, dass Sie ihn erst einmal zulassen. Die Giftstoffe müssen raus. Trinken Sie viel. Um dann den Durchfall zu stoppen, können Sie vier oder fünf Kornelkirschen pro Tag zu sich nehmen. Den Kern müssen Sie natürlich ausspucken.

Zwischen 19 und 21 Uhr

Wenn Sie Ihrem Magen etwas Gutes tun wollen, dann bedenken Sie, das er seine schwächste Zeit zwischen 19 und 21 Uhr hat. Essen Sie während dieser Zeit nichts und auch nichts Schweres kurz davor.

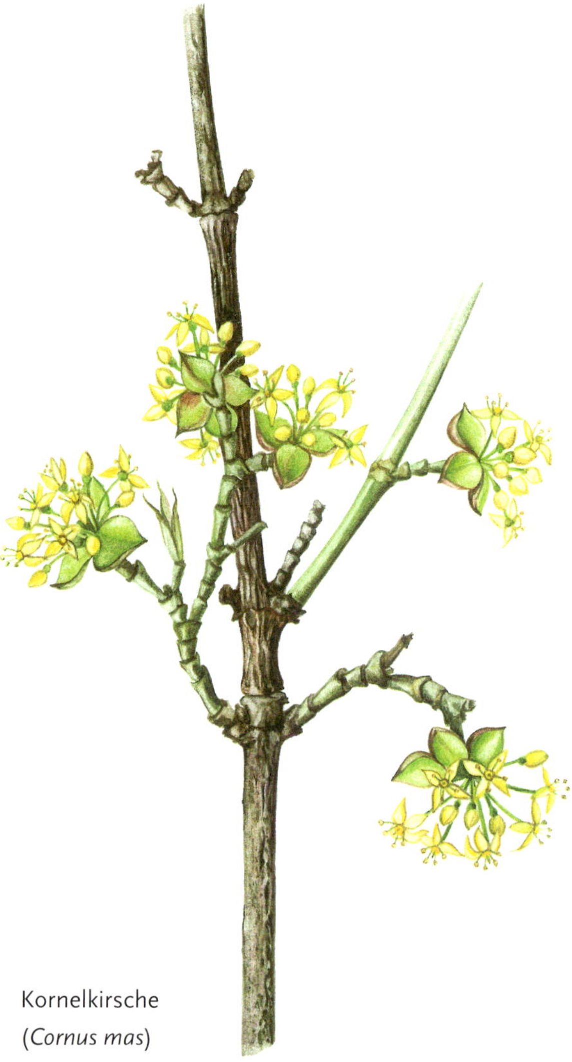

Kornelkirsche (*Cornus mas*)

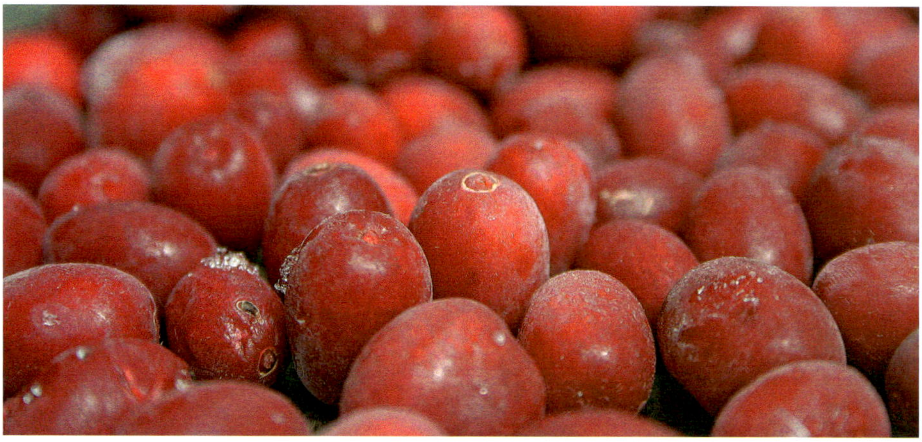

Ich friere viele Kornelkirschen ein, damit ich sie jederzeit zur Verfügung habe.

Kohl

Weißkraut, Rotkohl und Spitzkohl

Weißkohl

Kohl ist ein typisches Wintergemüse. Wir sollten es oft genießen, und zwar während der kalten Jahreszeit, wenn sich unser Körper nach der inneren Uhr zur Ruhe begibt. Auch wir haben in den Wintermonaten unsere ruhigere Zeit. Lassen Sie zu, dass sich Ihr Körper ausruht und aufs nächste Jahr vorbereitet. Auch wenn uns die moderne Zeit 100 % Tag und Nacht und zu jeder Jahreszeit fordern will, sollten wir da einfach nicht mitmachen. Gesundheit im hohen Alter setzt voraus, dass wir auf unseren Körper hören, ihm Erholungszeit einräumen und uns von „Äußerlichkeiten“ nicht durchs Leben hetzen lassen.
Ich habe Spitzkohl besonders gerne. Den hole ich mir immer von den Wochenmärkten frisch vom Feld.
Bei Knieproblemen kann man es mit Auflagen aus Weißkrautblättern probieren. Junge Blätter mache ich zu diesem Zweck mit dem Nudelholz saftig und lege sie ums Knie. Vorher etwas anwärmen. „Das zieht viel raus.“ Dasselbe ist natürlich bei den Ellenbogen möglich.
Sauerkraut ist ein wichtiges Hilfsmittel bei Verstopfung, ebenso wie Sauerkrautsaft. Außerdem enthält es sehr viel Vitamin C, daher wurde es früher gegen Skorbut auf Schiffe bei langen Seereisen mitgenommen. Eine Frau berichtete mir, dass sie seit Monaten vor dem Frühstück drei oder vier Gabeln Sauerkraut isst und sie seitdem nicht mehr krank geworden sei. Natürlich: Man muss sich daran gewöhnen. Aber ich sage dazu nur die beiden Worte: „Überwinde dich.“
Sauerkraut kann man leicht selbst machen. Wenn man sehr unter einer Unpässlichkeit oder einer Krankheit leidet, empfehle ich immer, dass man sich seine Heilmittel selbst herstellt. Dadurch setzt man sich intensiver mit seiner Heilung auseinander. Bei Verstopfung wäre das zum Beispiel das Sauerkraut. Wenn Sie all Ihre Energie beim Herstellungsprozess mit in das Produkt geben, wird es Ihnen hinterher umso mehr helfen können.

---

*„Liebe Frau Aschenbrenner,
auf Ihrer Geburtstagskarte steht: „Bewahre Dir die Freude an den kleinen Dingen des Lebens die Dich immer glücklich machen.“ Für meine Tochter sind das „zwei Gabeln Kraut“. Mit 2 Gabeln Sauerkraut in der Früh, klappt es mit dem Stuhlgang. Ich gebe ihr vorher noch Kartoffelwasser und etwas geriebene Kartoffel zu essen (für den Magen).“ … „Gott beschütze Sie“ …
Familie Streller*

Geben Sie nicht so schnell auf. Sie müssen jedes „Heilkraut“ eine Weile probieren. Wenn das nicht hilft, dann absetzen und ein anderes probieren. Bitte nicht wild durcheinander experimentieren. Alles braucht seine Zeit. Haben Sie Geduld. Geben Sie Ihrem Körper und Ihrem Geist Zeit, sich zu heilen.

Kürbis

Cucurbita pepo

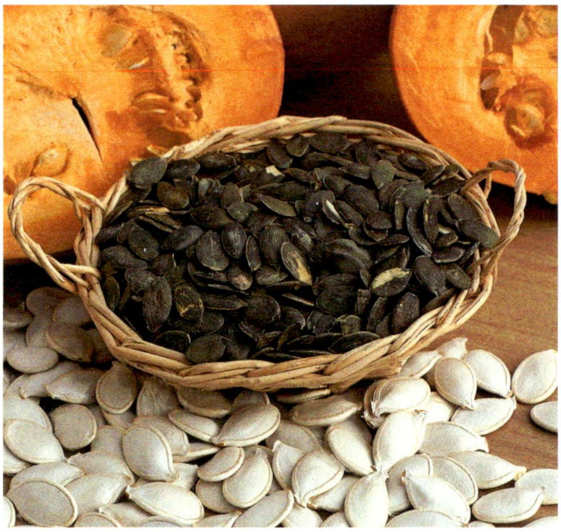

Geschälte Kürbiskerne (im Körbchen) und ungeschälte weiße Kürbissamen

Vom Kürbis gibt unzählige Sorten in vielen Formen und unterschiedlichsten Größen. Kürbisse kann man leicht im eigenen Garten ziehen. Sie wachsen auch gerne nahe am Kompost, den sie mit seinen großen Blättern und den Ranken schnell überwuchern können und dadurch beschatten, was dieser wiederum zu schätzen weiß.

Am besten sind die Kerne vom Steirischen Ölkürbis, aber auch die anderen Gartensorten sind gut. Man muss die Kerne von diesen eben nur schälen, was ein bisserl mühselig ist. Zierkürbisse werden nicht verwendet.

Es ist allgemein bekannt, dass Kürbiskerne bei Prostatabeschwerden helfen können. Aber es sind nicht nur die Kerne. Auch das Kürbisfleisch hilft. Man kann leckere Suppen oder auch Kürbis-Schnitzel daraus herstellen. Essen Sie das Gemüse bei abnehmendem Mond. Alles, was aus dem Körper raus soll, also alles, was nicht wachsen, sondern verschwinden soll, wird bei abnehmenden Mond behandelt.

Kürbissamen werden auch seit alters als Wurmmittel verwendet. Und außerdem lässt sich daraus ein Tee kochen, der entwässert. Von einem normalen Kürbis werden 20 Samen in einem Viertelliter Wasser fünf Minuten lang geköchelt. Danach zehn Minuten ziehen lassen. Dann muss man abseihen und kann den Tee schluckweise trinken. Der Tee hilft bei Wasseransammlungen im Körper. Die gekochten Kürbissamen werden aus der Schale genommen und gegessen. Sie schmecken sehr gut.

Wann hört man mit einer Behandlung auf?
Das ist im Prinzip ganz einfach: Dann, wenn die Beschwerden aufgehört haben. Ich will das trotzdem nicht so pauschal sagen, denn jeder Körper ist anders. Hören Sie auf Ihre innere Stimme, auf Ihr Gefühl. Man muss immer noch etwas weitermachen, auch wenn man glaubt, dass es wieder gut ist. Dann wird es erst wirklich gut.

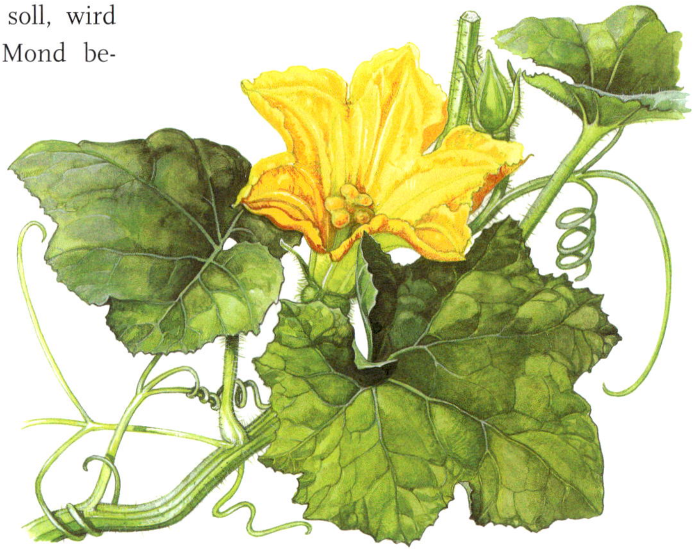

Kürbisblüte und Blätter

Sommer- und Winterlinde

Tilia cordata, Tilia platyphyllos

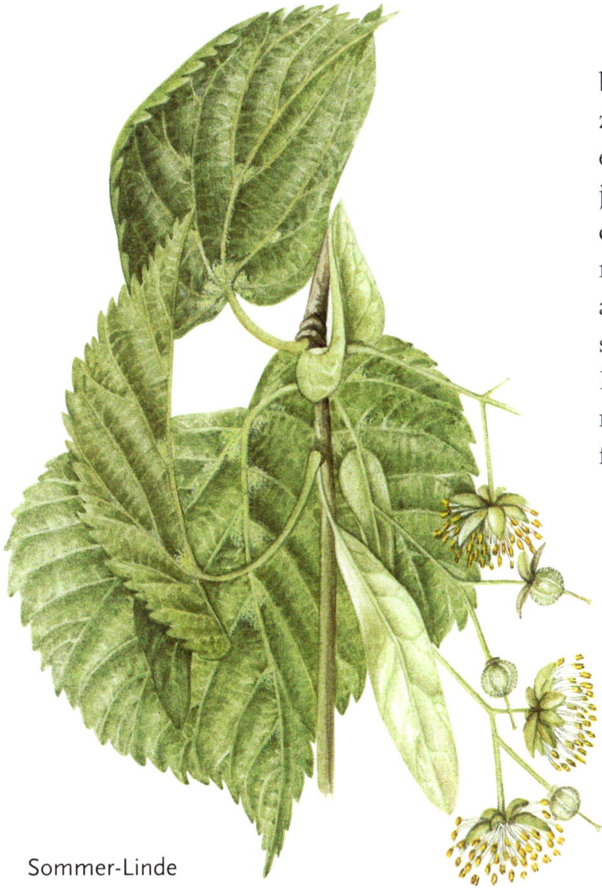

Sommer-Linde
(*Tilia platyphyllos*)

Linden sind ganz wunderbare Bäume, die oft in kleinen Dörfern im Mittelpunkt stehen und Treffpunkt für Alt und Jung sind. Sie gelten als Baum des Volkes, an dem Feste gefeiert und Zusammenkünfte abgehalten wurden.
Die Sommer- und die Winterlinde finden wir überall in Deutschland.
Lindenblüten sind ein beliebtes Mittel bei Erkältungskrankheiten. Daher habe ich sie für meinen Kaltwetter-Tee ausgewählt. Der Tee bringt Menschen zum Schwitzen. Daher hilft er auch bei grippalen Infekten.
In der Volksheilkunde werden Lindenblüten als harntreibendes und beruhigendes Mittel eingesetzt. Wenn Kinder schlecht einschlafen können, dann baden Sie sie in einem Lindenblüten-Sud, der dem Wasser zugesetzt wird. Nehmen Sie eine Hand voll Blüten und junge Blätter der Linde. Kochen Sie das Ganze zehn Minuten lang. Dann seihen Sie es ab und geben es ins Badewasser.
Eine Wohltat ist es auch, wenn man einen Damenstrumpf mit Lindenblüten füllt, zubindet, mit ins Badewasser nimmt und den ganzen Körper damit abreibt.

Ich suche immer die Ursache eines gesundheitlichen Problems. Daher brauche ich das Gespräch mit der betroffenen Person.

Der richtige Sammelzeitpunkt für die stark duftenden Blüten ist dann gekommen, wenn ihnen die Bienen den ersten Besuch abstatten. Achten Sie täglich darauf. Da die Blüten leicht den Schmutz aus der Luft anlagern, sollte man sie so früh wie möglich nach drinnen holen.
Sie können auch die jungen Lindenblätter sammeln. Ein Tee daraus treibt den Urin und kann bei Fäulnis im Mund helfen.

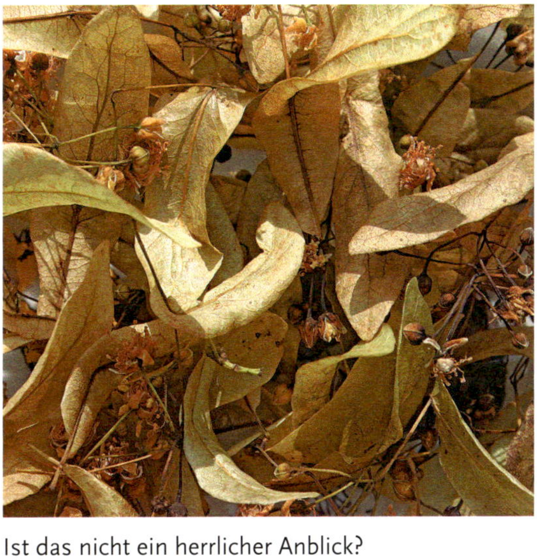

Ist das nicht ein herrlicher Anblick?
Viele heilkräftige Lindenblüten.

Löwenzahn

Taraxacum officinale agg.

Der Löwenzahn ist eins der ersten Wildkräuter des Jahres aus der Natur. Und das Schöne an dieser Pflanze ist, dass wir sie den ganzen Sommer über zur Verfügung haben. Kaum sind wir mit dem Rasenmähen fertig, haben sich schon wieder frische Löwenzahnblättchen gebildet. Ernten Sie die Blätter, bevor Sie mähen!

Der Löwenzahn enthält unter anderem Vitamine, Bitter- und Gerbstoffe, Spurenelemente und Mineralien. Im Herbst hat der Löwenzahn andere Inhaltsstoffe als im Frühjahr. Er reinigt das Blut und fördert die Blutbildung. Aber das Wichtigste sind seine Bitterstoffe, die bei Magen-Darm- und Galle-Problemen helfen. Ich habe immer wieder festgestellt, dass Menschen mit dauernden Blähungen mit dem Löwenzahn geholfen werden kann. Auch Ruccola wirkt wegen seiner Bitterstoffe ähnlich. Löwenzahn empfehle ich außerdem bei Rheuma, Krampfadern und Fettleibigkeit.

Im Frühling und Sommer sammle ich die Löwenzahnblättchen, wenn sie sechs bis acht Zentimeter lang sind. Die ganz großen Blätter nehmen wir nicht mehr – auch nicht für Tee, die sind dann einfach zu bitter. Im Herbst ernte ich die Wurzeln.

Löwenzahnblätter nehmen wir für Tee, frisch in Salaten, Suppen oder ins Gemüse. Uns sagte man als Kindern, dass die Milch des Löwenzahns giftig sei. Die Milch, die verstärkt in den Blütenstängeln vorhanden ist. Das stimmt auch. **Kinder dürfen daher auf keinen Fall die Röhrchen essen.**

Aus den Blüten können Sie einen heilkräftigen Honig herstellen. Nur die blühenden Blütenköpfchen ohne Kelche werden in einen guten Honig eingelegt. Lassen Sie ihn zwei Wochen stehen und dann können Sie ihn zum Beispiel als Brotaufstrich verwenden. Die Blüten werden mitgegessen.

Im Herbst können Sie die Wurzeln ausgraben und damit einen Schnaps ansetzen. Dazu die Wurzeln waschen, putzen und klein schneiden. Nun geben wir so viele Wurzelstücke in eine weithalsige Flasche, dass sie bis zur Hälfte gefüllt ist, jetzt gießen Sie mit klarem Schnaps auf. Stellen Sie alles sechs Wochen an einen sonnigen und warmen Platz und schütteln Sie ab und zu. Fertig. Der Schnaps hilft bei Gelenkproblemen.

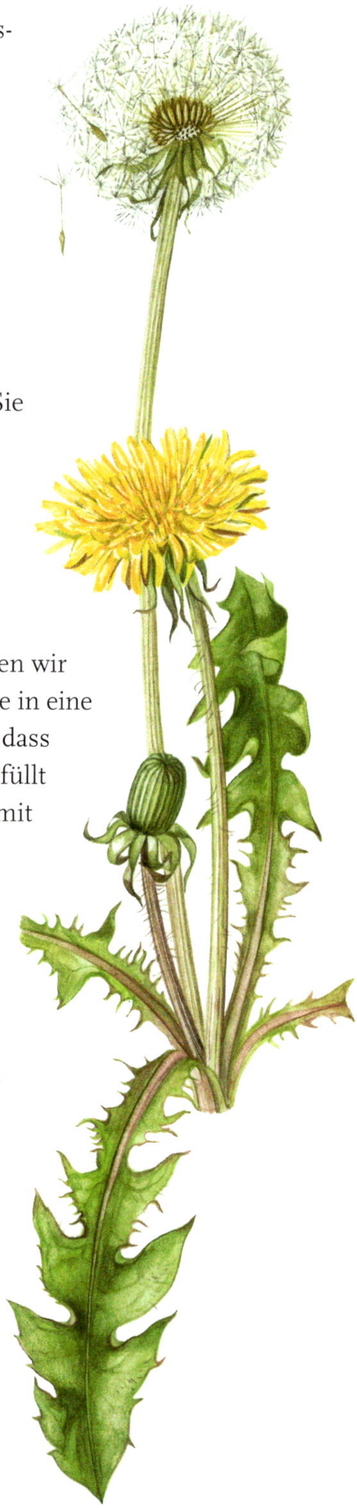

Löwenzahn (*Taraxacum officinale*)

Nehmen Sie davon jeden Tag einen Teelöffel verdünnt mit Wasser ein. Man kann die geschnittene oder zerkleinerte Wurzel auch frisch ins Essen geben.

Wildkräuter in Ihrem Garten

Wenn in Ihrem Garten viel Löwenzahn wächst, dann reißen Sie ihn nicht einfach aus und werfen ihn nicht auf den Komposthaufen. Verwenden Sie ihn in Ihrer Küche. Alles, was in Ihrem Garten wild in Mengen wächst, ist ein Zeichen dafür, dass Sie oder jemand aus Ihrer Familie diese Pflanze braucht.

Ich kannte einmal eine Mutter, die saugte mit dem Staubsauger die Löwenzahnsamen im Garten auf, weil sie die Pflanze nicht haben wollte. Und ihre Tochter litt unter Gallenkoliken.

„Liebe Frau Aschenbrenner, heute möchte ich mich schriftlich bei Ihnen sehr herzlich für die sehr gute Beratung bedanken. Ich hatte einige Wochen (ca. 3 Wochen) sehr starken Durchfall. Es half gar nichts – keine Medikamente vom Arzt. Im Gegenteil, meine Leber wurde schwer angegriffen. Ich bekam sehr schlechte Leberwerte auf diese kurze Zeit. Von meiner Tochter wurde ich auf Sie aufmerksam. Habe Sie gleich angerufen u. Sie haben mir geraten, sofort den Bärlapptee u. Löwenzahntee zu trinken, sowie Mariendisteltee. Hier habe ich dann die Tabletten „Silymarin“ aus Mariendistelfrüchten genommen. Arnica D 12, viel Senf gegessen usw. Meine Leberwerte wurden schlagartig gut.“ … „Habe wieder normale Werte und der Durchfall war auch vorbei. Ich bin Ihnen zu großem Dank verpflichtet!“

Agnes Grad

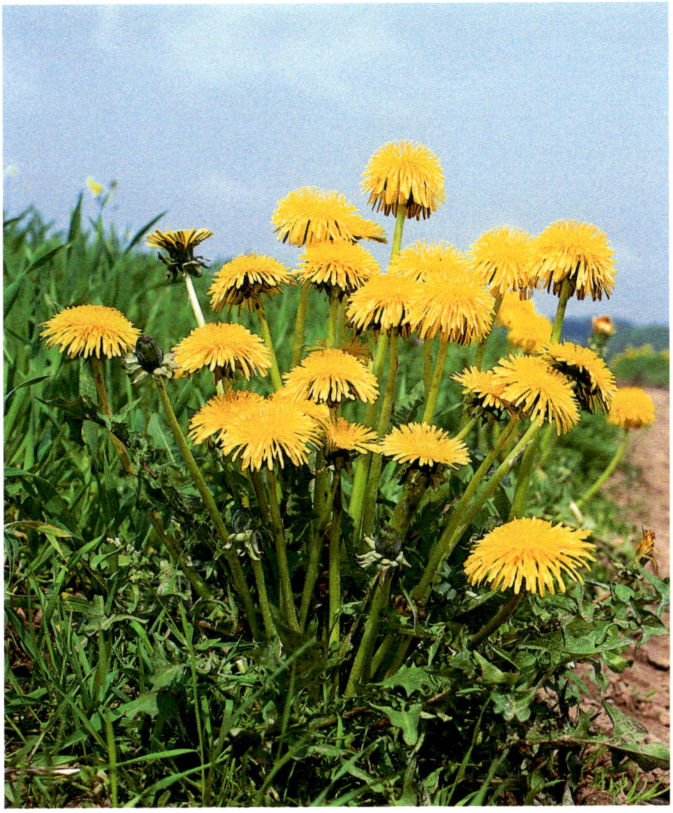

Löwenzahn ist auch eine sehr hübsche Pflanze.

Frühlingskur

Anfang März können Sie etwas für Ihr Blut, die Verdauungsorgane und Ihre Gelenke tun. Pflücken Sie sich täglich frisch eine Hand voll sechs bis acht Zentimeter große Löwenzahnblätter. Waschen Sie sie und geben Sie sie in eine Salatsoße. Dann warten Sie eine Stunde und nehmen Sie sie vor dem Mittagessen zu sich. Machen Sie diese Kur etwa vier Wochen lang.

Sie können auch jedes Jahr 2 x 4 Wochen eine Teekur mit Löwenzahn einplanen. Die ersten vier Wochen liegen im Frühjahr, die anderen vier im Herbst. Trinken Sie während dieser Zeit pro Tag einen Viertelliter Tee, der aus einem gestrichenen Esslöffel frischer Löwenzahnblätter gebrüht wurde.

Lungenkraut, Geflecktes

Pulmonaria officinalis agg.

Das Lungenkraut kommt nicht überall vor. Und auch ich kaufe es in der Apotheke, wenn ich es brauche, allerdings ist das nur selten der Fall.
Wenn Sie rauchen und es einfach nicht schaffen, damit aufzuhören, dann trinken Sie wenigstens für Ihre Lunge immer wieder einmal zwei Wochen lang Lungenkrauttee. Ein Viertelliter pro Tag, der mit zwei gestrichenen Teelöffeln getrockneter Kräuter hergestellt wird. Das tut der Lunge gut. Nach zwei Wochen muss man allerdings mindestens zwei Wochen Pause machen.
Wenn ich bei uns im Dorf mit meinem Fahrrad an Gruppen mit rauchenden Männern vorbeiradele, dann werde ich immer wieder einmal zu einer Zigarette eingeladen. Ich lehne selbstverständlich ab, gebe aber den Tipp mit dem Lungenkrauttee. Das ist dann wirklich ernst gemeint.
Auch Passiv-Raucher sollten öfter einmal einen Lungenkrauttee trinken.
Am besten ist es selbstverständlich, wenn Sie das Rauchen aufgeben. Sie müssen das aber richtig wollen, nur dann klappt es auch. Nehmen Sie unterstützend den 6er® Tee. Ein Mann schrieb mir neulich: „Seit ich Ihren 6er-Tee trinke, habe ich fast keine Lust mehr zu rauchen."

Bei Husten und Bronchitis empfehle ich, den Tees Lungenkraut beizumischen. Und auch bei Lungenkrebs kann man Lungenkrauttee trinken, aber selbstverständlich gehört die Behandlung dieser Krankheit in die Hand des Arztes.

Wenn man immer wieder zwischen drei und fünf Uhr in der Früh aufwacht (Mitteleuropäischer Zeit), dann kann etwas mit der Lunge sein. Es muss sich um nichts Ernstes handeln, aber nach der Organuhr liegen in dieser Zeit die Lunge und die Atemwege.

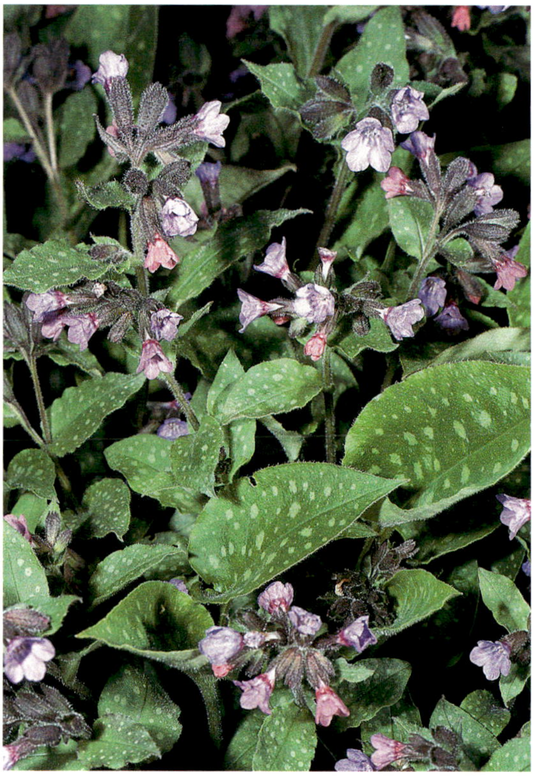

Geflecktes Lungenkraut (*Pulmonaria officinalis*)

„Liebe Frau Aschenbrenner!" … „Eine Bekannte hatte es schwer mit Bronchien und Lunge. Sie musste ständig Cortison nehmen. Sie konnte kaum mehr ihren Haushalt machen. Nach Ihren Anweisungen mit Lungentee, Kräuterkissen, Einreibungen mit Retterspitz und Ernährungsumstellung hatte sie nach Monaten Erfolg. Sie braucht kein Cortison mehr zu nehmen, ist aufgeblüht, hat wieder Freude am Leben und Schaffenskraft, was die Familienangehörigen ebenfalls sehr freut. Als sie noch Cortison nehmen musste, war sie aufgeschwemmt. Nun hat sie 15 kg, auch durch eine gesunde Ernährung, verloren und sieht blendend aus."

Meerrettich

Armoracia rusticana

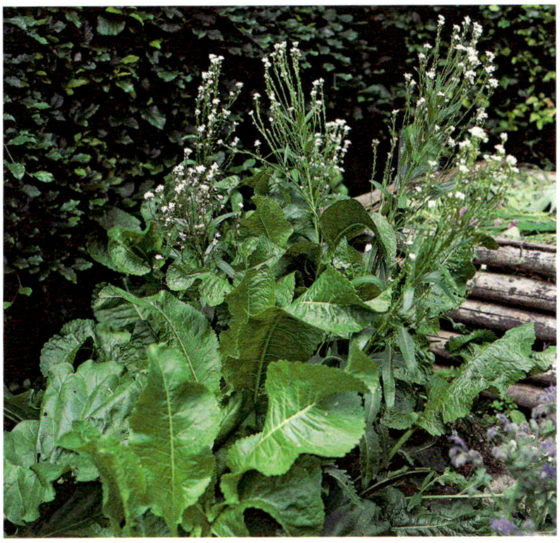

So sehen Meerrettichpflanzen während der Blüte aus.

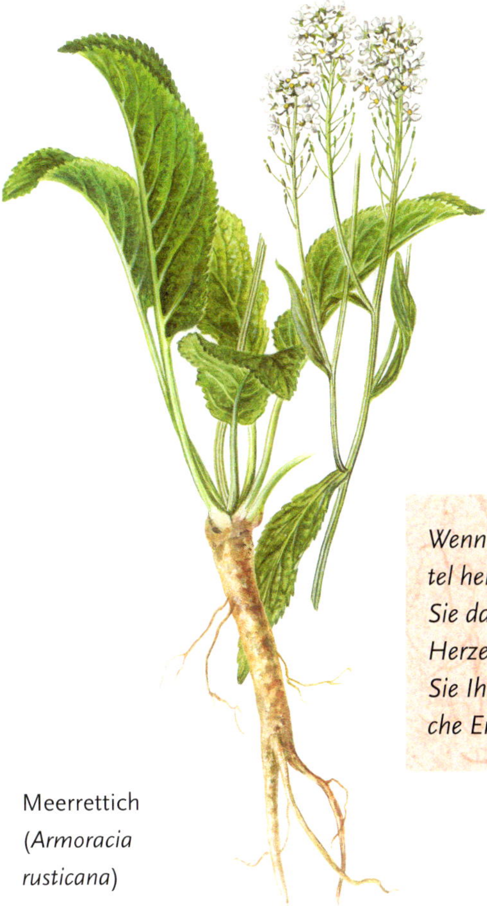

Meerrettich (*Armoracia rusticana*)

Wenn Sie ein Heilmittel herstellen, machen Sie das tief aus Ihrem Herzen heraus. Geben Sie Ihre höchste göttliche Energie hinein.

Meerrettich wird seit Jahrhunderten in den Gärten angebaut. Oft findet man die Pflanze auch verwildert in der freien Natur.
Verwendet wird die Wurzel des Meerrettichs. Meerrettich wirkt harntreibend und verdauungsfördernd. Er senkt den Cholesteringehalt im Blut und wird bei Asthma, Bronchitis und Halsschmerzen empfohlen. Die in der Wurzel enthaltenen Senföle helfen der Leber.

Wenn Sie mit zu hohem Cholesteringehalt zu kämpfen haben, dann empfehle ich Ihnen, jeden Tag einen Löffel Meerrettich zu essen. Nehmen Sie ihn als Gewürz zu Salat, Soßen, Fisch, Wild, Fleisch oder Gemüse. Das ist alles gut. Man kann auch die Meerrettich-Blätter als Beilage zum Salat nehmen. Auch das hilft bei zu hohem Cholesterin.

Bei Bronchitis oder Halsschmerzen kann man es mit Quarkumschlägen probieren. Kaufen Sie guten Quark im Naturkostladen oder Reformhaus. Ich sage immer, der Quark muss „seriös" sein. Der Quark wird erwärmt, reiben Sie ein wenig Meerrettich auf und geben Sie ihn auf den Quark. Die Masse auf ein Tuch geben und auf die Brust oder um den Hals legen. Am besten machen Sie das abends, damit die Behandlung über Nacht wirken kann.

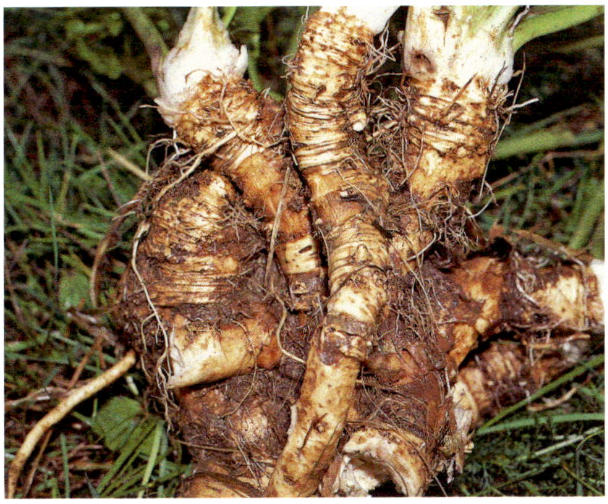

Wir verwenden die Wurzel des Meerrettichs zu Heilzwecken.

Möhre, Gelbe Rübe oder Karotte

Daucus carota ssp. *sativus*

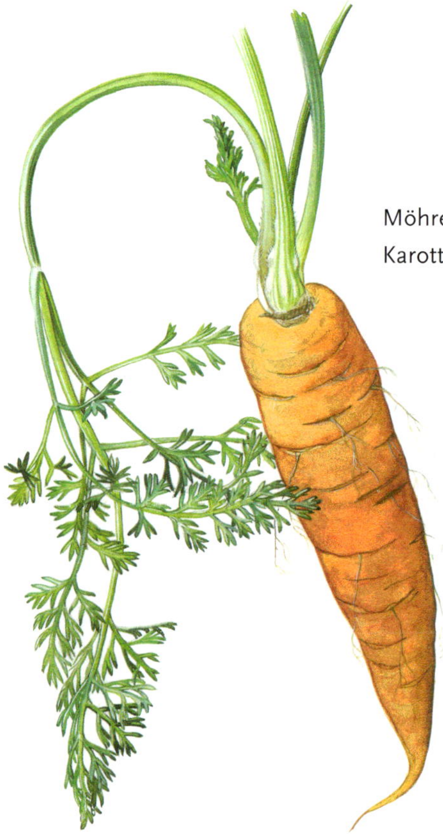

Möhre oder Karotte

Die Karotte halte ich für eines der wichtigsten Gemüse überhaupt. Sie ist eine alte Kulturpflanze, die hervorragend schmeckt und auch von Kindern heiß geliebt wird. Und sie verfügt über große Heilkräfte. Sehr wertvoll ist der hohe Beta-Carotin-Gehalt. Das Beta-Carotin wird vom Körper in das lebenswichtige Vitamin A umgewandelt. Möhren sind gut für Augen, Haut und für die Knochen. Außerdem helfen sie bei Parasiten im Darm.

Eine meiner Hilfesuchenden isst nun schon seit Wochen täglich Karottenbrei. Sie teilte mir neulich mit, dass sie jetzt wieder bis zu acht Stunden ohne Brille Auto fahren kann.

Kindern gibt man Brei aus frischen Karotten oder Karottensaft, um die Würmer aus dem Darm zu vertreiben. Er wird stets mit Sahne oder Öl vermischt. Keinen Apfel und auch keine Zitrone dazugeben. Aus den Möhren auch keinen Salat machen. Der Brei soll so durch den Körper bis zum Ausgang gelangen.

Für den Darm empfehle ich Karottenbrei und den 6er® Tee. Eine rohe Möhre wird geraspelt und mit etwas Sahne oder Öl vermischt. Das Fett wird benötigt, weil der Körper ansonsten das Beta-Carotin nicht aufnehmen kann. Nehmen Sie auf diese Art und Weise einige Monate zwei bis drei Möhren über den Tag verteilt zu sich.

Mit Liebe und der Energie des Herzens

Wenn Sie die Kräuter sammeln, die Früchte und das Gemüse ernten oder im eigenen Garten anbauen und, wenn Sie die Tees, Salben, Bäder und so weiter herstellen, dann legen Sie Ihre ganze Liebe mit hinein. Geben Sie allem die Energie Ihres Herzens, damit werden die Heil- und Lebensmittel noch um ein Vielfaches wertvoller.

Ich suche immer die Ursache eines gesundheitlichen Problems. Daher brauche ich das Gespräch mit der betroffenen Person.

„Liebe Frau Aschenbrenner,
wie telefonisch besprochen schicke ich Ihnen hiermit die Rezeptur, die bei meinem Hautausschlag geholfen hat.

- tägl. 2 Liter 6er Tee mit Zitrone
- Retterspitz innerlich
- Gelbe Rüben geraspelt essen
- Obstessig mit Wasser trinken 1 Glas tägl.

Mein Ausschlag war am Hals, an den Hüften, unterm Busen. Ganz schlimm und furchtbar juckend war die Entzündung an den Unterarmen.“…

Christine Hansch

Petersilie

Petroselinum crispum

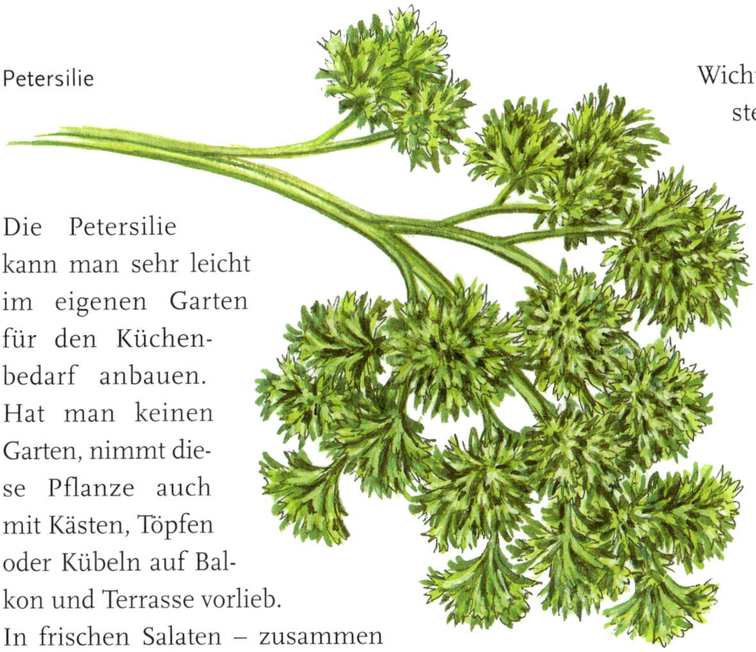

Petersilie

Die Petersilie kann man sehr leicht im eigenen Garten für den Küchenbedarf anbauen. Hat man keinen Garten, nimmt diese Pflanze auch mit Kästen, Töpfen oder Kübeln auf Balkon und Terrasse vorlieb.

In frischen Salaten – zusammen mit Schnittlauch und anderen frischen Gartenkräutern – hat die Petersilie seit alters ihren Platz. Was aber weniger bekannt ist, dass dieses Küchenkraut den Nieren hilft.

Die Niere ist für mich das zentrale Organ in unserem Körper. Man sollte sie alle paar Monate „entgiften“, dann regulieren sich viele andere Körperfunktionen, zum Beispiel der Blutdruck, von ganz alleine. Diese Entgiftung mache ich mit Petersilientee und Buttermilch.

Für den Tee nehme ich eine Hand voll frischer Blätter mit Stielen. Sie werden klein geschnitten und kalt in einem halben Liter Wasser angesetzt. Das Ganze aufkochen und drei Minuten kochen lassen. Kurz vor Ende dieser drei Minuten geben Sie einen gestrichenen Teelöffel Goldrute (aus der Apotheke) und einen gestrichenen Teelöffel Zinnkraut (beides getrocknet) dazu. Vom Herd nehmen und zugedeckt zehn Minuten ziehen lassen. Dann seihen Sie den Tee ab und trinken ihn mit Honig gesüßt oder ungesüßt schluckweise. Zwei Wochen lang wird diese Kur fortgesetzt. Machen Sie diese Kur etwa dreimal pro Jahr.

Wichtig ist, dass das Zinnkraut von steinigem Boden ist (siehe auch Seite 57).

Unterstützen können Sie die Kur mit Buttermilch. Trinken Sie, wenn Sie das vertragen, einen halben Liter Buttermilch pro Tag. Lieber wäre mir ein ganzer Liter. Aber viele Leute vertragen das nicht, weil es zu Durchfall führen kann. Probieren Sie es aus. Jeder Körper ist anders. Bitte nehmen Sie gute Buttermilch, weil sie ansonsten keine Wirkung hat.

Bei Nierenentzündung darf man die auf dieser Seite genannten Hinweise nicht anwenden. Das würde zu sehr reizen.

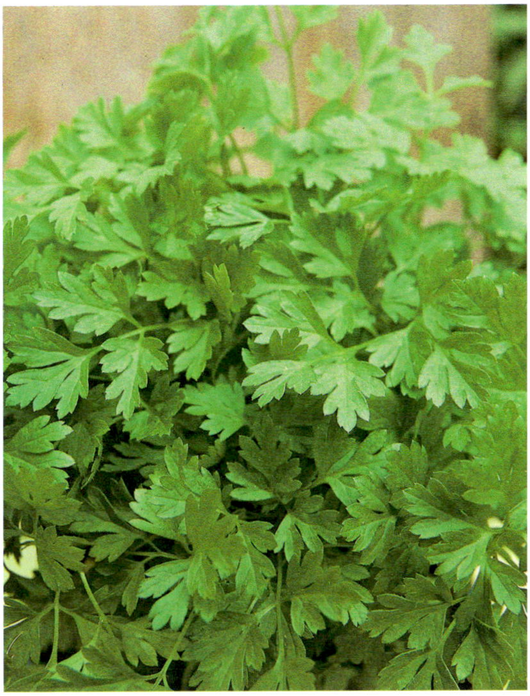

Ich trinke Petersilientee zur Entgiftung.

Quitte

Cydonia oblonga

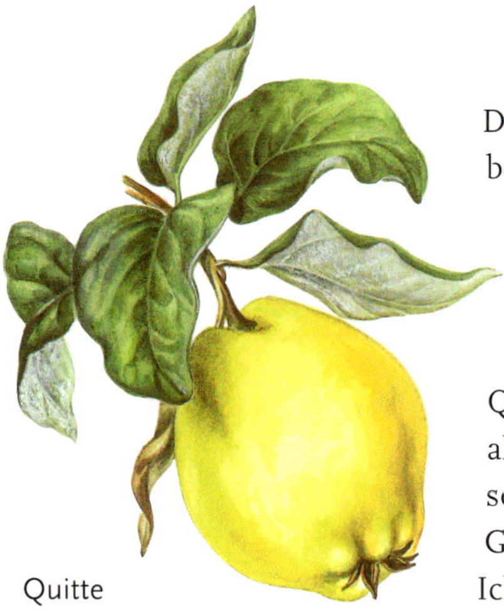

Quitte (*Cydonia oblonga*)

Die Quitte stand für Liebe und Fruchtbarkeit und wurde als Apfel der Venus bezeichnet. Schon Hildegard von Bingen schrieb, dass die Quitte sowohl für Kranke als auch Gesunde geeignet sei. Sie räume mit den Giftstoffen im Körper auf. Ich mag die Quitte sehr gerne. Sie ist eine der letzten Früchte aus dem Garten. Man kann sie nicht roh essen, sondern gekocht als Saft, Gelee oder anderen Brotaufstrich und als Quittenbrot. Die Schalen lassen sich trocknen und als Quittenschalen-Tee verwenden.

Täglich sollte man ein bis zwei Quittenfrüchte essen: gebraten, gekocht, als Gelee. Das hilft bei Gicht und Durchfall. Auch bei Rheuma und Halsentzündungen empfehle ich die Quitte, dann allerdings in Kombination mit Spitzwegerich.

Ich wende die Frucht auch gerne bei Hautkrankheiten, offenen Beinen und anderen Hautgeschwüren an. Eine Quitte wird gekocht, mit 30 Gramm Schafgarbe und 30 Gramm Malve vermengt. Der Brei wird nach Hildegard von Bingen auf die kranken Hautstellen gelegt. Erneuern Sie das Ganze ein- bis zweimal.

Rezept für einen Brotaufstrich

Die gewünschte Menge Quitten wird geschält (die Schalen trocknen und für Tee verwenden) und das Kerngehäuse entfernt. Nun schneidet man die Quittenfrüchten in Stifte. Diese werden in ein Glas gegeben und mit Honig aufgefüllt. Der Brotaufstrich hilft bei Magenproblemen und kann auch ohne Brot zu sich genommen werden (Bild Seite 85).

Ringelblume

Calendula officinalis

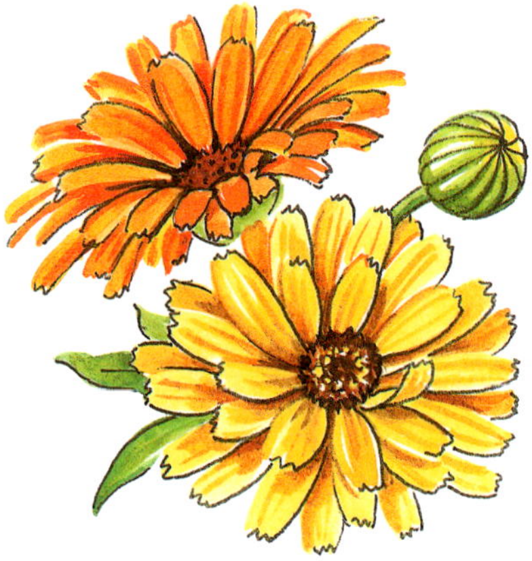

Ringelblume (*Calendula officinalis*)

Die Ringelblume ist eine bekannte Heilpflanze. In vielen Gärten pflanzt man diese Sommerblume wegen der Schönheit und Leuchtkraft ihrer Blüten in bunte Beete und Rabatten.

Sammeln Sie die Blüten. Daraus kann man einen Tee herstellen. Er hilft der Niere, der Leber und der Galle. Ringelblumenblüten sind auch in meinem 6er® Tee.

Zur Wundheilung stelle ich gerne eine reine Ringelblumen- oder meine Dreifachsalbe her. Für die Dreifachsalbe nehme ich eine Mischung zu je gleichen Teilen von Ringelblume, Himbeerblättern und Schafgarbe.

Eines Tages stand eine junge Frau vor mir und streckte mir ihre Hände entgegen. Beide Hände offen. Es sah ganz furchtbar aus und ich hatte das noch nie gesehen. Sie war schon seit einem Dreivierteljahr in hautärztlicher Behandlung. Sie hatte eine Waschmittelallergie. Da sie noch mit der Hand ihre Kühe melken musste, klebte sie für diese Tätigkeit die Hände mit Pflaster zu. Ich gab ihr eine Mischung aus „Kräuterabfällen" – wie ich das nenne, was mir übrig bleibt. Sie bekam meinen 6er® Tee und meine Dreifachsalbe sowie Johanniskrautöl. Noch am gleichen Tag begann sie, ihre Hände zehn Minuten in dem Sud aus den Kräutern zu baden. Anschließend ließ sie die Hände an der Luft trocknen. Direkt danach musste sie ihre Hände mit der Dreifachsalbe eincremen und Baumwoll-Handschuhe darüber ziehen (gibt es in der Apotheke, können gekocht werden). Am nächsten Tag waren die Hände zu, natürlich musste die Haut noch wachsen. Das dauerte etwa zwei Wochen. Während dieser Zeit machte sie weiter die Handbäder und nahm die Salbe. Außerdem trank sie 6er® Tee, nahm Retterspitz® Innerlich und aß Karottenbrei mit Sahne oder Öl.

Die Dreifachsalbe hilft auch gegen Hämorrhoiden. Zusätzlich empfehle ich Retterspitz® Äusserlich. Tränken Sie ein Stück Mull (keine Watte, sie verklebt) und geben Sie es auf die Hämorrhoiden. Es muss kalt sein. Nach zwei Stunden erneuern und den alten Mull wegwerfen. Mit einer gleichzeitigen Kur mit Retterspitz® Innerlich gehen die Hämorrhoiden oft von alleine weg.

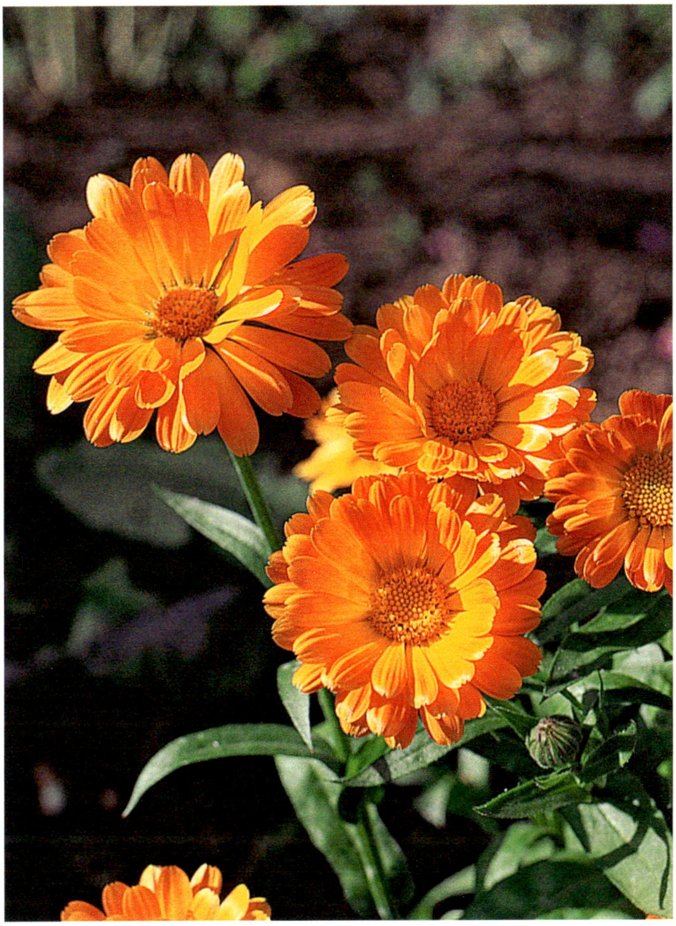

Ringelbumen habe ich auch für meinen 6er® Tee ausgewählt.

Meine Dreifachsalbe

Man braucht etwa 500 Gramm Schweinefett und zu gleichen Teilen Schafgarbe (Blüten und Blättchen), Ringelblume (Blüten und die kleinen Blättchen, solange sie keinen Mehltau haben) und Himbeerblätter (die Spitzen von den Himbeerblättern oder die jüngeren Blätter). Die Pflanzenteile müssen frisch sein. Sie werden zerkleinert und beiseite gelegt. Erwärmen Sie das Schweinefett auf dem Herd und geben Sie eine große Hand voll des Gemisches in das Schweinefett, dann umrühren und vier bis fünf Minuten köcheln lassen. Bitte dabei bleiben, nicht rausgehen. Nehmen Sie den Topf vom Herd und lassen Sie das Ganze drei, vier Tage stehen. Dann noch einmal erwärmen. Geben Sie die Masse durch ein Tuch und ein Sieb. Zum Schluss fest ausdrücken, in Töpfchen geben und im Kühlschrank aufbewahren. Kochen Sie nie zu viel, sondern stellen Sie die Salbe immer wieder frisch her, damit sie im Kühlschrank nicht ranzig wird.

Ich habe immer wieder erfahren: Innerliche und äußerliche Behandlung müssen zusammen kommen. Dann stellt sich die Heilung ein.

Salbei, Echter

Salvia officinalis

Salbei ist ein Halbstrauch, der gerne warm steht. Um seine Heilkraft weiß man schon seit Jahrhunderten und so lange wird er auch in der Volksheilkunde verwendet. Wichtig zu wissen ist, dass Salbei nicht für den Dauergebrauch geeignet ist. Also wechseln Sie immer wieder einmal die Teemischungen. **Schwangere dürfen auf keinen Fall Salbei oder Salbeitee zu sich nehmen!**

Salbei hilft dem Magen und bei Sodbrennen. Nehmen Sie Salbeitee oder Teemischungen, die Salbei beinhalten. Sie können auch immer einmal wieder auf einem Salbeiblatt herumkauen. Salbei empfehle ich außerdem bei starkem Mundgeruch, der meist vom Magen kommt. Heilen Sie ihn mit Salbei und Kartoffelwasser und der Geruch verschwindet von ganz allein. Bei Durchfall können Sie die Darmflora mit Salbeitee und Hirse wieder aufbauen.

Zum Inhalieren in Kombination mit anderen Kräutern hilft Salbei bei Akne (siehe Seite 70).

Bei Problemen während der Wechseljahre, besonders bei übermäßigem Schwitzen, hilft ein Tee aus Salbei, Frauenmantel und Schafgarbe.

Bei Schnupfen können Sie ein Salbeiblatt dreifach zusammenfalten und mit einem Löffelstiel saftig machen. Dann rollen. Das Blatt wird danach ins Nasenloch gesteckt. Man merkt schnell die hilfreiche Wirkung.

In der Naturheilkunde ist eine Erstverschlimmerung nichts Unübliches. Man muss weitermachen, irgendwann wird es dann besser und schließlich gut.

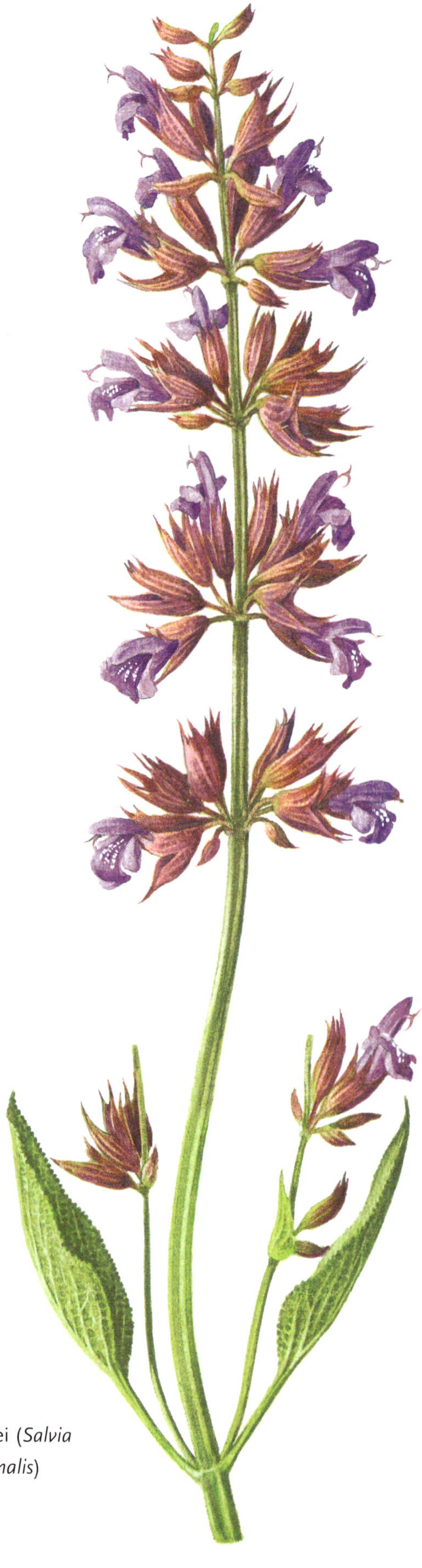

Salbei (*Salvia officinalis*)

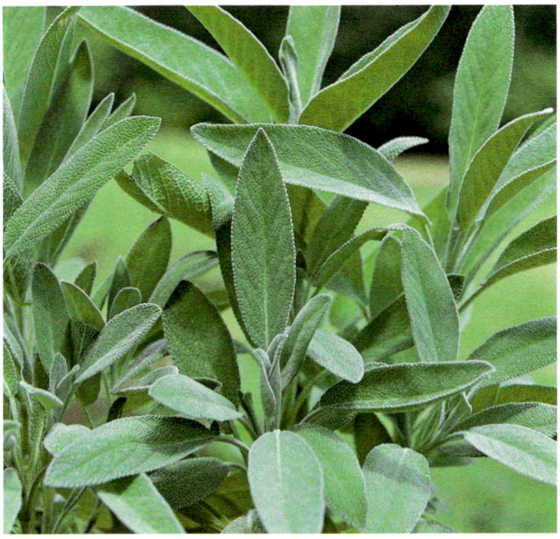

Das sind die Salbeiblätter.

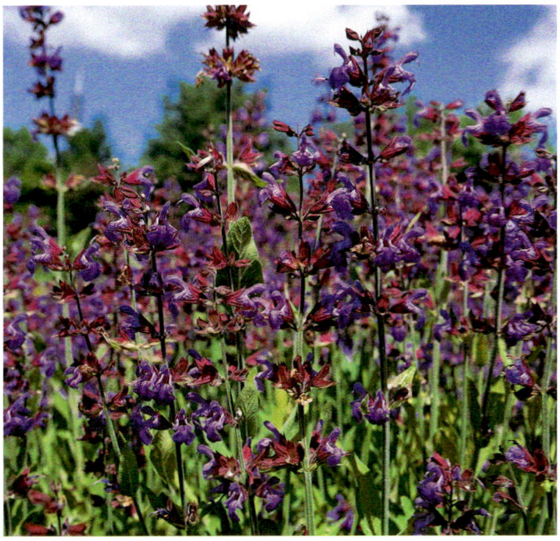

Und so schön blüht er – der Salbei.

„Liebe Frau Aschenbrenner!“
... „Durch Ihre Empfehlung“ ... „bin ich so in ca. 2 Wochen meine Hautprobleme losgeworden. Erst trat in den ersten 3 Tagen eine furchtbare Erstverschlimmerung ein (dicke Augen, Ausschlag an Hals, Gesicht und Handgelenken), aber danach wurde es zusehends von Tag zu Tag besser. Den Tee sowie alle anderen Mittel habe ich genau 6 Wochen konsequent eingenommen.“ ... „Zu meiner Vorgeschichte möchte ich noch folgendes anmerken. Die Allergie an den Händen (Risse und Ausschlag) bekam ich im Alter von 27 Jahren und zwar in der 1. Schwangerschaft 1989. In der 2. Schwangerschaft 1993 bekam ich zusätzlich noch Ausschlag im Gesicht und dicke geschwollene Augenlider dazu. Zwischenzeitlich hatte ich die Schulmedizin völlig ausgeschöpft.“ ...
Ihre Rezeptur vom 25.4.2001
Retterspitz äußerlich anwenden
1:1 abgekochtes warmes Wasser oder
1:2 mit Leintuch tränken und auf die betroffenen Stellen, evtl. über Nacht legen
Retterspitz innerlich mit Salbeitee
Likörglas 1/2 Wasser: 1/2 Retterspitz
3mal täglich vor den Mahlzeiten, vor dem Schlafen das Letzte
Minaktiv (Dr. Metz)
3mal täglich 2 TL
Karottenbrei
3–4 Karotten aufreiben mit etwas Öl oder Sahne
Johanniskrautöl
Zum Einreiben
Tee
Bärentraubenblättertee: 2 TL abends im kalten Wasser ansetzen und über Nacht stehen lassen.

Zinnkraut, Goldrute, Salbei, Ringelblume, Schafgarbe: von jeder Sorte 1 TL mit einem 1/2 l kochendem Wasser übergießen. Zum Schluss den angesetzten Bärentraubenblättertee untermischen. Er darf nicht kochen.
Brennnessel abschneiden, waschen, klein schneiden und in Butter dünsten, mit Kräutersalz würzen.“

Schafgarbe, Wiesen-Schafgarbe

Achillea millefolium

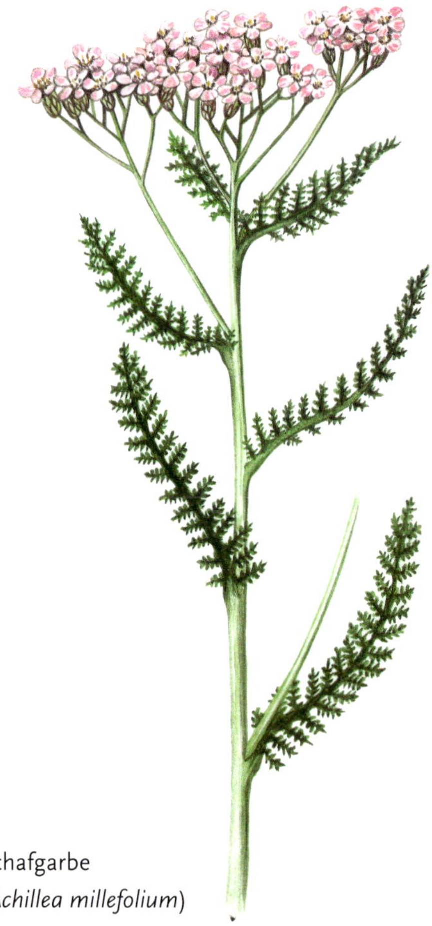

Schafgarbe
(*Achillea millefolium*)

Die Schafgarbe ist seit alters für ihre Heilkraft fast sprichwörtlich bekannt. Volkstümliche Namen wie Wundheiler und Bauchwehkraut zeigen die Anwendungsgebiete.

Schafgarbe empfehle ich bei Menstruationsschmerzen, auch schon für Mädchen, die damit Beschwerden haben. Die Pflanze hilft bei starker Periode und während des Wechsels. Schon Sebastian Kneipp sagte: „Viel Unheil blieb den Frauen erspart, würden sie ab und zu einmal nach der Schafgarbe greifen."

Auch Buben tut die Schafgarbe gut. Wenn sie während der Pubertät mit Akne zu tun haben, rate ich zu einem Tee aus Schafgarbe, Kleinblütigem Weidenröschen und Zinnkraut (siehe Seite 70).

Schafgarbentee hilft bei Blasenschwäche. Selbst im Alter von 76 Jahren half dieser Tee meinem Mann, die normale Blasentätigkeit nach langer Katheterzeit wieder zu entwickeln. Ich brachte ihm jeden Tag einen Viertelliter Schafgarbentee, der mit einem gestrichenen Esslöffel getrockneter Schafgarbe aufgebrüht war.

Man muss allerdings, wie ich immer wieder betone, Geduld haben und darf nicht aufgeben. Jeder Körper ist anders, aber jeder braucht Zeit, um sich zu heilen.

Bei Blasenschwäche empfehle ich außerdem eine einfache Übung, die Sie, wo auch immer Sie sind, machen können. Spannen Sie die Muskeln am Beckenboden an und lassen Sie sie wieder locker. Das fühlt sich so an, als wolle man den Urin nicht herauslassen. Wiederholen Sie dies mehrmals hintereinander und das Ganze einige Male am Tag.

Äußerlich empfehle ich Schafgarbensalbe zur Wundheilung. Entweder stelle ich eine reine Schafgarbensalbe her oder meine Dreifachsalbe mit Schafgarbe, Ringelblume und Himbeerblättern (siehe dazu Seite 47). Da meine Salben mit Schweinefett hergestellt sind, helfen sie auch dem Kehlkopf, der Speiseröhre und dem Magen und damit auch dem Mandelbereich, da man die Salbe schlucken kann. Man isst ja auch ein Schmalzbrot.

Reine Schafgarbensalbe hilft bei Hämorrhoiden. Bei Hämorrhoiden können Sie Retterspitz® Äusserlich verwenden. Das hilft. Außerdem sollten Sie immer einmal wieder die Muskeln des Enddarms anspannen und locker lassen. Dadurch kommt es zu einer besseren Durchblutung, was gegen Hämorrhoiden hilft. Hämorrhoiden sind innere „Krampfadern".

Wichtige Regel:
Ernten Sie immer, solange die Sonne aufwärts steigt, also grob gesagt bis 13, 14 Uhr. Am besten ist trockenes Wetter geeignet.

Senf

Sinapis alba, Brassica nigra

Nehmen Sie immer ein Messer oder eine Schere mit, wenn Sie Kräuter für den Eigenbedarf sammeln gehen. Man soll die Pflanzen nicht herausreißen. Sie können dann nicht nachwachsen und kommen auch im nächsten Jahr nicht mehr. Und wir brauchen sie nicht nur heute und jetzt, sondern immer wieder.

Man darf keine Dampfbäder machen, wenn man darunter leidet. Schafgarbe nehme ich bei der Behandlung von offenen Beinen, zusammen mit Quitte und Malve. Sie können das auf Seite 46 nachlesen. Dampfbäder, die für die Atmung und bei Akne empfohlen werden, mische ich gerne Schafgarbe bei.

„Liebe Frau Aschenbrenner, zwei Wochen sind jetzt vorbei, seit man mir vier Weisheitszähne rausoperiert hat. Mein Zahnarzt ist begeistert, ich selbst sehe von der Wunde überhaupt nichts mehr. Ich habe auch keine blauen Male bekommen, was mir viele andere vorausgesagt haben. Der Doktor wollte mir schon vor und für nach dem OP Schmerzmittel u. a. Antibiotika verschreiben. Da Mama mit Ihnen schon viele gute Erfahrungen gemacht hat, bat sie Sie um Rat." … „Vier Wochen vor der OP eine Omatasse Schafgarbentee, und nach der OP sofort Retterspitz äußerlich und Retterspitz innerlich mit Salbeitee gemischt (halb/halb), ein Salbeiblatt und eine kleine Kugel gepresster Spitzwegerich (Wellholz) im Wechsel in den Mund. Eine Tablette Arnika D6 unter die Zunge, das alles unter dem Tag verteilt, schaffte dieses schmerzfreie Ergebnis. Vergelt's Gott."…

Senf empfehle ich für die Leber. Sie können Senfmehl oder Senfkörner nehmen. Die Körner können mitgekocht oder gequetscht zum Beispiel in den Salat gegeben werden. So können Sie auch schon vorbeugend etwas für die Leber tun. Leider merkt man erst etwas von der Leber, wenn die Beschwerden sehr weit fortgeschritten sind. Denn die Leber tut nicht weh.
Wenn Sie nachts immer zwischen ein und drei Uhr aufwachen, dann lassen Sie sich vom Arzt an der Leber untersuchen. Diese Zeit ist der Leber zugeordnet.

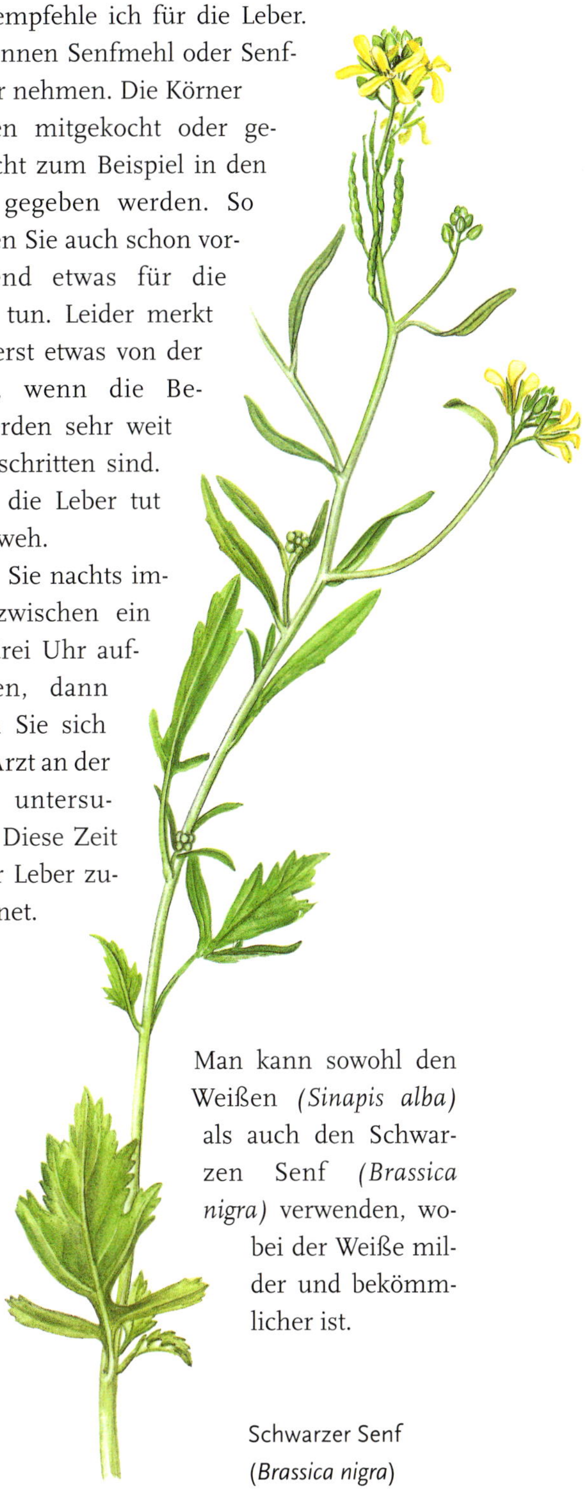

Man kann sowohl den Weißen *(Sinapis alba)* als auch den Schwarzen Senf *(Brassica nigra)* verwenden, wobei der Weiße milder und bekömmlicher ist.

Schwarzer Senf
(*Brassica nigra*)

Spitzwegerich

Plantago lanceolata

Den Spitzwegerich findet man fast überall wild wachsend. Er ist eine robuste Pflanze mit großer Heilkraft, um die man schon seit Jahrhunderten weiß. Um seine Füße zu erfrischen, solle man ein Blatt des Spitzwegerichs in die Schuhe legen, das empfahl schon Paracelsus. Und das tun viele Wanderer noch heute.

Spitzwegerich hilft sehr gut bei Insektenstichen. Sie können also meist sofort etwas tun, wenn Sie gestochen werden, weil der Spitzwegerich bestimmt irgendwo in der Nähe wächst.

Auch bei Halsweh und Heiserkeit hilft diese wunderbare Pflanze oft schon nach kurzer Zeit. Suchen Sie sich eine Spitzwegerichpflanze, nehmen Sie ein Blatt ab und waschen Sie es. Nehmen Sie es in den Mund und kauen Sie darauf einige Zeit herum. Sie merken meist schon nach einigen Minuten eine wohltuende Besserung.

Spitzwegerich hat eine antibiotische Wirkung, daher empfehle ich ihn auch bei dem „Pilz im Darm“ – zusammen mit meinem 6er® Tee und Karottenbrei (siehe Seite 77).

Ich stelle aus Spitzwegerich ein Pesto her (einfrieren). Dann habe ich diese heilkräftige Pflanze auch im Winter zur Verfügung. Natürlich kann man auch die Blätter trocknen und im Winter bei Husten als Tee aufbrühen.

Schnelle Hilfe bei Insektenstichen

Pflücken Sie ein Blatt vom Spitzwegerich. Falten Sie es wie in dem Bildern gezeigt. Streichen Sie damit über den Stich, so dass von dem Pflanzensaft auf die Haut kommt.

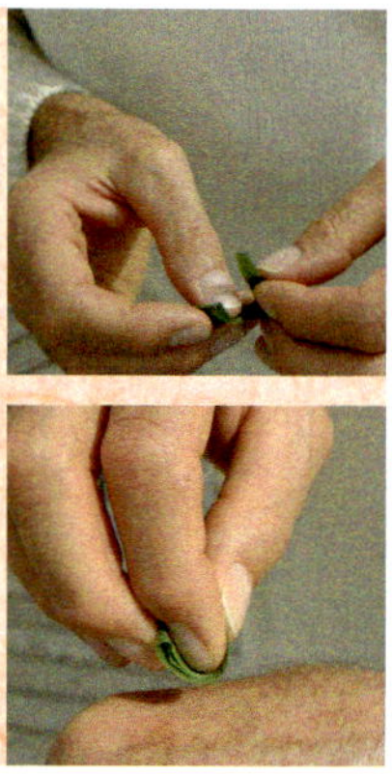

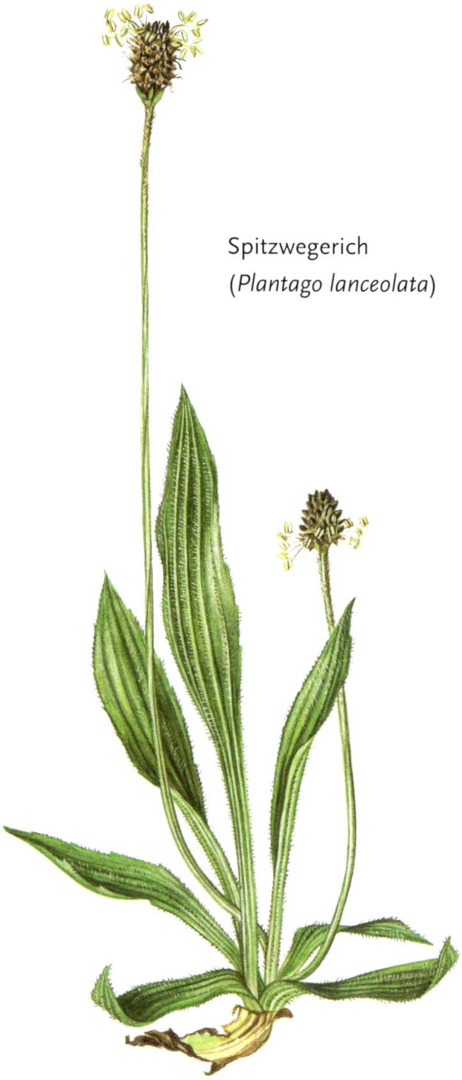

Spitzwegerich (*Plantago lanceolata*)

Tun Sie ab und zu zwei bis vier Blättchen in Ihren Salat, das hilft Ihrem Blut. Wenn man den Tee gurgelt, kann das bei Zahnfisteln oder anderen Problemen im Mund helfen.

Auch bei Schnupfen empfehle ich frischen Spitzwegerich. Ein Blatt wird gewaschen, getrocknet und dreifach zusammengelegt. Mit einem Löffelstiel machen Sie das Blatt saftig, dann rollen. Nun schieben Sie es ins Nasenloch. Belassen Sie es einige Zeit dort, danach wird es entfernt. Bei Kindern müssen Sie immer besonders vorsichtig sein. Bleiben Sie dabei, wenn sie das Blatt in der Nase haben und erklären Sie ihnen, dass man eigentlich nichts in die Nase stecken darf, außer die Mutter oder der Vater haben es erlaubt.

Thymian

Thymus vulgaris

Der Thymian ist ein Zwergstrauch, das möchte man gar nicht meinen, so klein, wie die Pflanze ist. Er wächst gerne in der Sonne und ist insgesamt ein genügsames Kleingehölz. Es ist ganz wichtig, dass Sie die Triebe beim Ernten nicht herausreißen. Sie würden die Pflanze nur unnötig schädigen und vielleicht sogar so verletzen, dass sie eingeht.

Thymian kann in der Küche einfach als Gewürz verwendet werden. Aber er hilft auch bei verschiedenen Krankheiten.

Bei Husten und Bronchitis empfehle ich gerne einen Tee aus Thymian und Lungenkraut. Nehmen Sie aber nur ein halbes Löffelchen Thymian, weil er so vorherrscht. Hauptsächlich sollte man den Tee am Abend für die Nacht einnehmen und danach nicht mehr rausgehen. Nach einigen Tagen löst sich der Schleim und kann dann gut abgehustet werden.

Ich empfehle auch immer bei Husten und Bronchitis zu inhalieren. Bewährt hat sich ein Gemisch aus Thymian, Salbei und Schafgarbe. Sie können zusätzlich Johanniskraut und Zinnkraut dazugeben. Geben Sie in einen älteren Topf eine Hand voll von dem Kräutergemisch. Kochen Sie das Ganze fünf Minuten und schütten Sie es in eine Schüssel. Den Kopf darüber halten und ein Handtuch über den Kopf geben, das bis zur Tischplatte reicht. Die Schüssel mit den Kräutern befindet sich auch unter dem Handtuch. Atmen Sie die heilenden Dämpfe etwa zehn Minuten lang unter einem Handtuch ein.

Verwenden Sie keine Kamille und kein Salzwasser. Ich habe mit diesen beiden „Mitteln“ keine gute Erfahrungen gemacht. Sie trocknen die Schleimhäute aus.

Auch bei Asthma hilft Tee mit Thymian.

Eine junge Frau kam Hilfe suchend zu mir. Sie hatte eine Tochter, die komisch lief, die Motorik stimmte nicht so ganz. Ich habe ihr Thymianbäder empfohlen. Mei, hat sich das Mädchen gefestigt. Für Thymianbäder kaufen Sie Thymian am besten in größeren Gebinden. Zwei große Hände voll müssen Sie zehn Minuten lang kochen und das Ganze dann ein paar Stunden stehen lassen. Den Sud über ein Sieb ins Badewasser schütten und darin 20 Minuten liegen. Während des Badens mit den Händen immer die Haut abstreifen. Nach dem Abtrocknen mit Johanniskrautöl einmassieren.

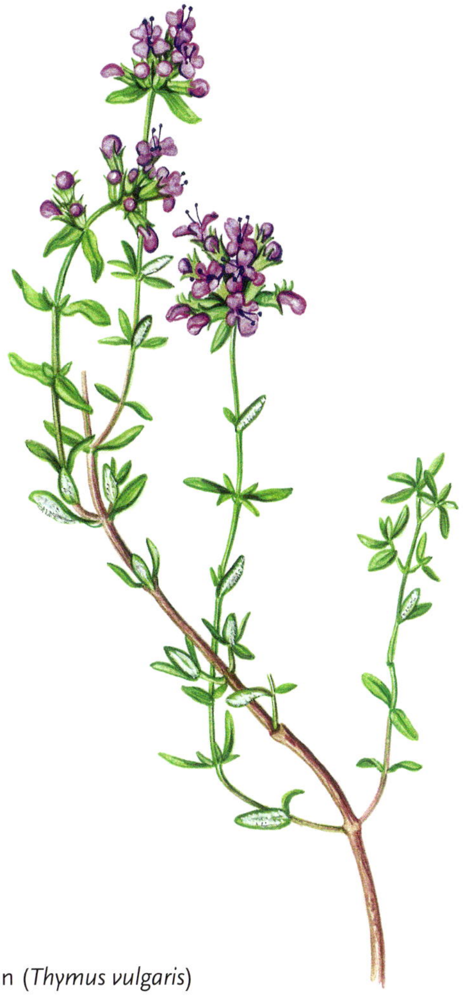

Thymian (*Thymus vulgaris*)

Wacholder, Gewöhnlicher

Juniperus communis

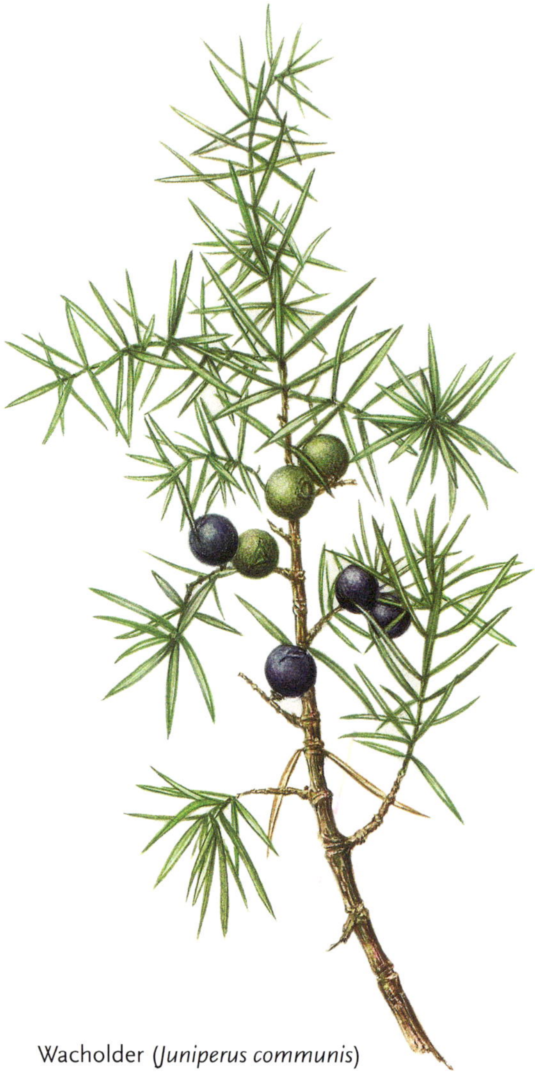

Wacholder (*Juniperus communis*)

Ich empfehle

Wenn Sie eine Pflanze oder auch nur Teile einer Pflanze (Früchte, Blüten, Blätter) ernten, dann bitten Sie sie vorher um Erlaubnis. Wenn Sie genommen haben, bedanken Sie sich dafür.

Der Wacholder ist bei uns weit verbreitet. Er liebt Heiden, Magerrasen und lichte Nadelwälder.

Die Beeren helfen dem Magen. Daher gebe ich eine Hand voll davon in meinen Magenbitter. Das Rezept finden Sie auf Seite 55.

Schwangere und Nierenkranke dürfen niemals Wacholder zu sich nehmen.

Eingriffliger und Zweigriffliger Weißdorn

Crataegus monogyna

Crataegus laevigata

Den Weißdorn will ich nicht vergessen. Er hilft dem Herzen ungemein und viele Briefe bestätigen mir immer wieder die hohe Heilkraft dieser wunderbaren Pflanze. Fürs Herz kann man nach dem Frühstück 25 Weißdorntropfen nehmen. „Dann öffnen sich den ganzen Tag die Herzkranzgefäße" (Zitat eines Arztes aus Ried). Sie können auch Weißdorntee trinken. Natürlich ist der schwächer. Für den Tee nimmt man die Blätter und Blüten oder im Herbst Beeren und Blätter, wenn sie nicht zu sehr verschmutzt sind.Ganz wichtig ist, dass man bei jeglichen Herzproblemen zuerst einen Arzt aufsucht.

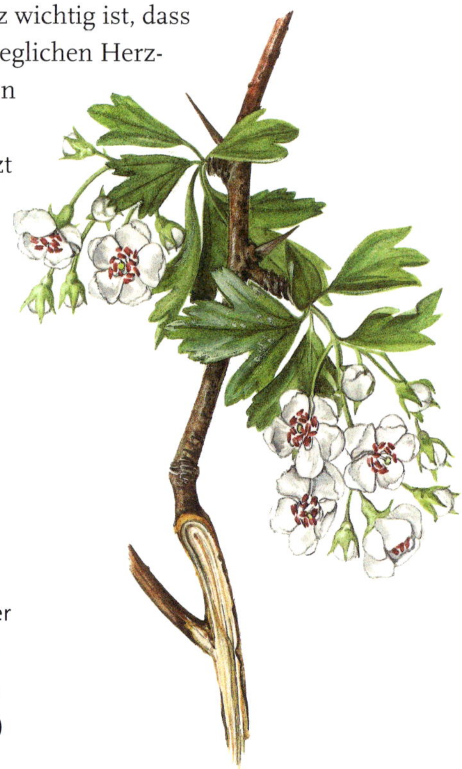

Eingriffliger Weißdorn (*Crataegus monogyna*)

Oft höre ich den Satz: „Mein Vater ist schon an Herzinfarkt gestorben, das passiert mir bestimmt auch". Ich glaube daran überhaupt nicht. Wenn Ihnen solche Gedanken kommen, lehnen Sie sie ab, dann bekommen Sie das auch nicht.

Walnuss

Juglans regia

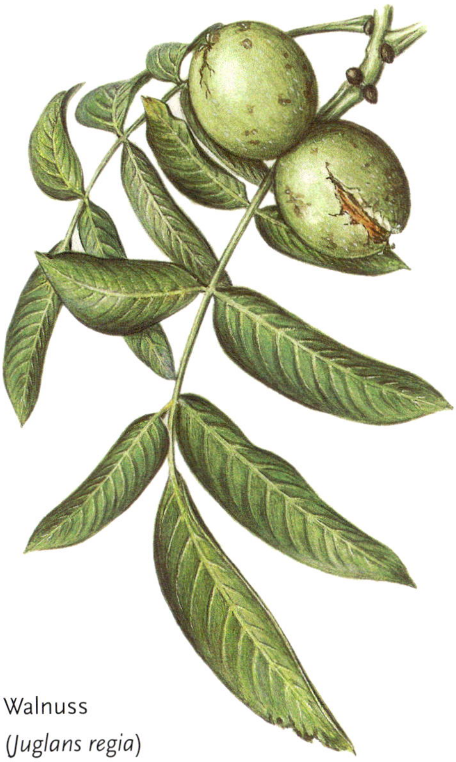

Walnuss
(*Juglans regia*)

Walnussbäume sind mächtige, oft breit ausladende Bäume, die viel Platz brauchen. Die Römer brachten diese schönen Gehölze mit und seitdem haben die „Baum-Persönlichkeiten“ einen festen Platz in unserem Landschaftsbild. Wenn sich die Walnuss selbst ausgesät hat, dann bringt sie erst nach 15 Jahren ihre ersten Nüsse. Damit man nicht diese lange Zeit warten muss, kann man in Gärtnereien veredelte Bäume kaufen, die wesentlich früher blühen und fruchten.

Ich verwende von diesem großartigen Baum die jungen Blätter, die noch ganz grünen Walnüsse, die Nusskämben (die Zwischen- oder Trennwände der reifen Nuss) und selbstverständlich die reifen Nüsse sowie die getrockneten (grünen) Fruchtschalen.
Gehen wir zuerst zu den Blättern. Anfang Juli sammle ich die jungen Blätter und trockne sie. Die älteren Blätter können nicht mehr verwendet werden. Aus den Blättern wird ein Tee gekocht. Er wirkt blutreinigend und hilft Magen und Darm. Er nimmt Gifte, Gase und Fäulnisse aus Magen und Darm.
Für die äußerliche Anwendung können Sie aus den Walnussblättern einen Sud herstellen. Dazu werden die Blätter 20 Minuten lang gekocht. Nach dem Abseihen hilft der Sud als Fußbad gegen Schweißfüße und als Waschungen bei Akne und Ekzemen.

Meine Empfehlung:
Werfen Sie nichts weg. Verwenden Sie immer alle Teile einer Frucht oder eines Gemüses, wenn das geht.

Mein allerbester Magenbitter

Wenn sich die grünen, kleinen Nüsse entwickeln, ernte ich einige, um daraus meinen allerbesten Magenbitter herzustellen. Wichtig ist, dass die Nüsse noch ganz grün sind, die Nussform kann man innen aber schon erkennen. Ich nehme etwa 20 Stück davon, schneide sie wie eine Wurst in Scheiben und stecke sie in ein Weckglas. Dann quetsche ich eine Hand voll Wacholderbeeren und gebe sie dazu. Nun kommen fünf bis sechs Nelken und zwei Stangen Zimt ins Glas. Abschließend wird mit klarem Schnaps aufgegossen. Nun stellt man das Ganze etwa sechs Wochen in die Sonne oder

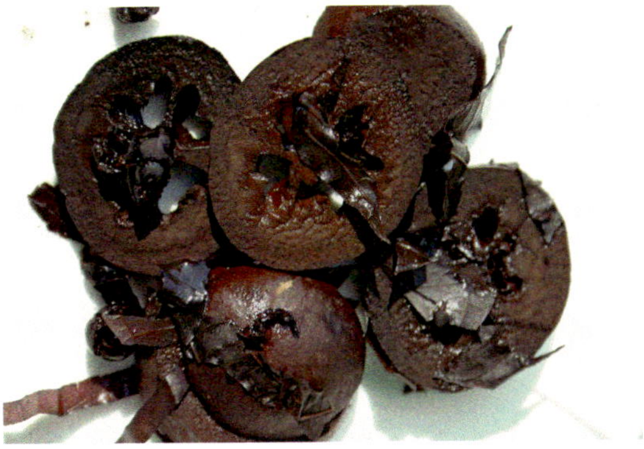

Das sind die braunen Nussscheiben aus meinem Magenbitter.

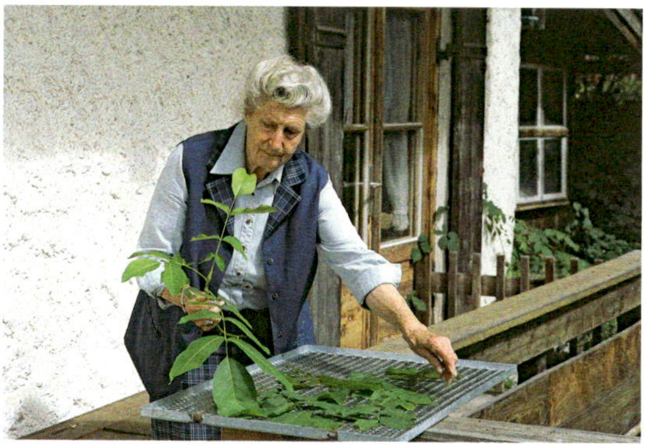

Hier lege ich junge frische Walnussblätter zum Trocknen auf ein Gitter.

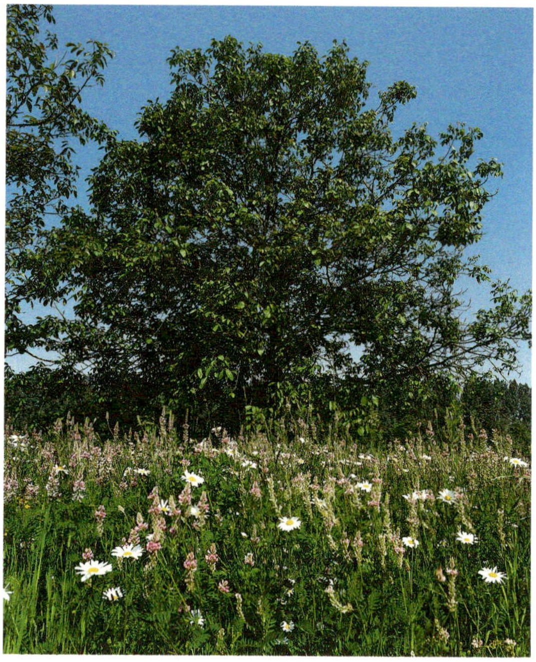

Das ist noch ein junger Walnussbaum. Später wird er zu einer mächtigen Baumpersönlichkeit werden.

Wärme. Die Nüsse werden braunschwarz, wie Sie das im Bild (auf Seite 55) sehen können. Nun ist ein so guter Magenbitter entstanden, der jedem käuflichen weit überlegen ist. Er tut übrigens auch der Leber gut, weil er von Schadstoffen reinigt.

Die braunschwarzen Nussscheibchen müssen Sie nicht wegwerfen, sie passen zum Sauerbraten oder können mit Honig gegessen werden. Sie passen auch gut zu Rotwein.

Nun kommen wir zu den Nusskämben. Das sind die Trennwände in der reifen Nuss. Sie können sie rechts unten im Bild sehen. Man kann daraus einen Tee kochen, der gut fürs Herz ist. Mein Mann hat ihn täglich für sein Herz getrunken und hatte deshalb trotz Vorschädigung keine Probleme.

Schauen wir uns nun die reifen Nüsse an: Sie haben die gleiche Form wie das menschliche Gehirn. Und dafür sind sie auch gut. Man sollte täglich drei Nüsse fürs Gehirn, fürs Gedächtnis essen.

Die getrockneten Fruchtschalen werden schon seit alters gerne dazu verwendet, um das Haar braun zu färben. Ich selber habe das noch nicht probiert, es wird aber immer wieder empfohlen. Ich nehme den Sud aus den Blättern, der auch gegen Schweißfüße hilft, bei Haarausfall und Schuppen. Eine Packung bleibt über Nacht auf dem Haar.

Rezept für einen Herztee

Nehmen Sie 10 bis 12 trockene Nusskämben. Sie werden in einen Viertelliter Wasser gegeben. Das Ganze zwei, drei Minuten kochen. Vom Herd nehmen, zehn Minuten ziehen lassen, abseihen und schluckweise zu sich nehmen.

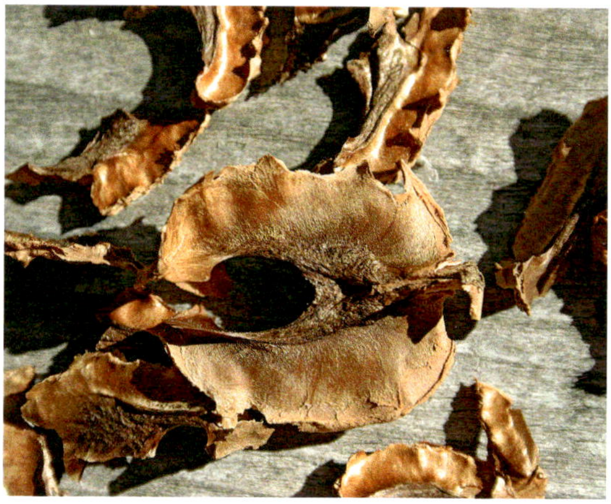

Das sind Nusskämben, aus denen ich einen hervorragenden Herztee herstelle.

Zinnkraut, Ackerschachtelhalm

Equisetum arvense

Wenn ich Ackerschachtelhalm in der Natur pflücke, dann lasse ich das erste Viertel stehen und nehme nur die oberen drei Viertel, damit die Pflanze wieder durchtreiben kann. Tun Sie das auch bitte.

Zinnkraut hilft der Prostata und dem Harnleiter. Außerdem rate ich dazu bei Fersensporn. Ein befreundeter Mann trinkt seit 20 Jahren Kräutertee aus dieser Pflanze und hat auch heute im fortgeschrittenen Alter von 4 x 20 Jahren keine vergrößerte Prostata.

Zinnkrauttee hilft den Harnwegen und wird bei Nierengrieß verwendet. Außerdem empfehle ich ihn für die Gelenke und bei rheumatischen Beschwerden. Ich verwende Zinnkraut auch zum Entgiften der Nieren (siehe Seite 62).

Bei einem Fersensporn empfehle ich, die Stelle am Tag mit Rizinusöl einzureiben. Und abends mit Zinnkraut zu umwickeln. Vier bis fünf frische Wedel oder etwa 50 Gramm trockenes Zinnkraut kommen in ein Sieb, das in einen Topf mit kochendem Wasser gehängt wird. Das Zinnkraut kommt nicht mit dem Wasser in Berührung, sondern nur mit dem Wasserdampf. Dann geben Sie einen Deckel darüber und lassen das Ganze 20 bis 30 Minuten lang kochen. Dann wird das Zinnkraut schwärzlich. Nun lege ich ein Tuch auf den Boden und gebe die Kräuter darauf. Damit die Ferse einwickeln und über Nacht darauf lassen. Sie können Plastikfolie drumherum legen und einen Socken anziehen. In der Frühe wird der Umschlag abgenommen. Legen Sie aber ein Papier oder eine Zeitung unter, wenn Sie den Umschlag lösen. Die Kräuter sind meist ganz trocken und sollten gleich aufgefangen werden, damit man nicht kehren muss. Wiederholen Sie diese Behandlung so lange, bis der Fersensporn abgeheilt ist. Und haben Sie Geduld. Es kann längere Zeit dauern.

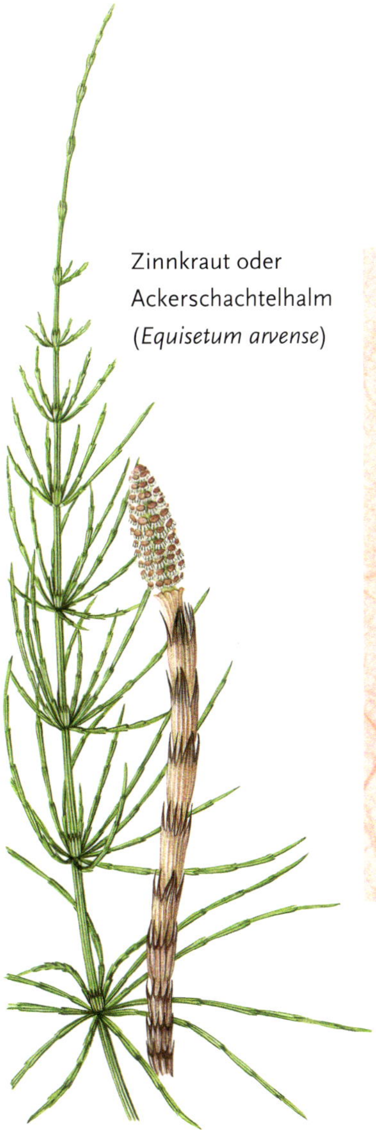

Zinnkraut oder Ackerschachtelhalm (*Equisetum arvense*)

Wichtig: *Es gibt auch einen giftigen Schachtelhalm, den Sumpf-Schachtelhalm* (Equisetum palustre). *Sie müssen daher darauf achten, dass Sie den richtigen – nämlich den Ackerschachtelhalm – pflücken. Sie müssen ihn also sicher bestimmen können. Wenn Sie sich unsicher sind, dann kaufen Sie sich das Kraut lieber in der Apotheke!*

Auch bei Ekzemen und Geschwüren kann man Ackerschachtelhalm äußerlich verwenden. Dasselbe gilt für rheumatische Beschwerden.

„Sehr geehrte Frau Aschenbrenner,“ … „Ich hatte vor 11/2 Jahren in meinem linken Fuß einen Fersensporn. Ich konnte kaum auftreten, verbunden mit großen Schmerzen. Ich habe Ihren Ratschlag aus Ihrem Buch befolgt. 6 Wochen habe ich jede Nacht einen Umschlag, wie beschrieben, um meinen Fuß gelegt. Der Schmerz ist verschwunden und hat sich auch nicht wieder eingestellt.“…

Zwiebel

Allium cepa

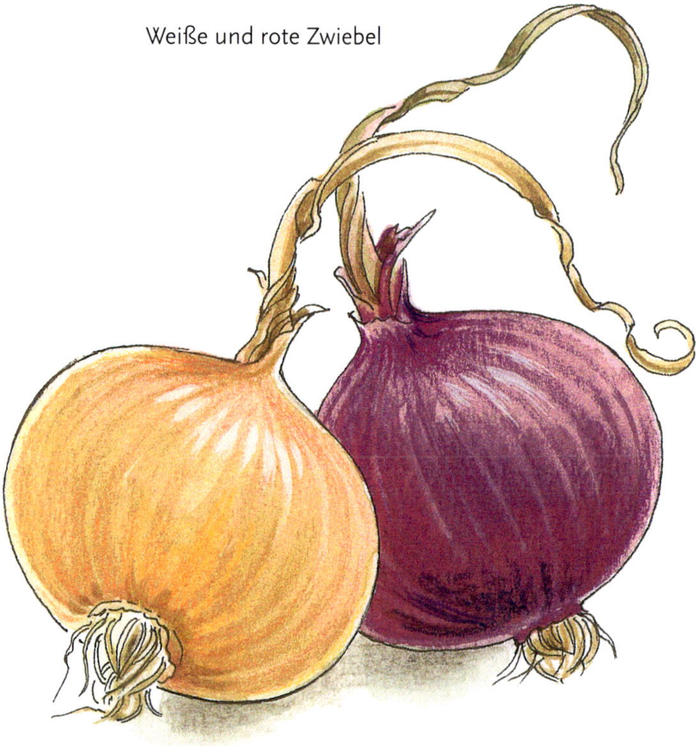

Weiße und rote Zwiebel

Die Zwiebel wird seit alters bei uns kultiviert und gilt seitdem nicht nur als Nahrungsmittel, sondern auch als Heilmittel – äußerlich wie innerlich. Sie ist wirklich ein wunderbares Gemüse mit großer Heilkraft.

Meiner Meinung nach sind die wichtigsten „Früchte" Zwiebeln, Kartoffeln, Karotten und Äpfel. Sie alle enthalten die wichtigsten Inhaltsstoffe und, da sie bei uns wachsen, passen sie in unseren Speiseplan. Ich halte nicht viel von allen möglichen exotischen Gemüsen und Gewürzen. Wir sollten das für unsere Ernährung verwenden, was dort wächst, wo wir wohnen. Das betrifft natürlich auch die Kräuter. Für mich ist nichts schlimmer als fades Essen, aber es gibt so wunderbare einheimische Kräuter, die jedes Essen verfeinern. Ich nehme von denen, die ich draußen finde oder die in meinem Garten wachsen. Die asiatischen Kräuter zum Beispiel oder andere importierte verwende ich nicht.

Noch ein Wort zum Salz: Viele Menschen vermeiden Salz oft gänzlich, damit sie „ausschwemmen". Der Körper braucht Salz. Natürlich nicht übermäßig viel. Aber wie wichtig Salz ist, zeigte mir die Geschichte einer Frau, die unter ständigem sehr plagendem Hautjucken litt. Es dauerte lange, bis sich herausstellte, dass sie wegen ihrer Gicht null Salz aß. Schon nach den ersten kleinen Salzzugaben zum Essen verschwand das Jucken und kam auch nicht wieder.

Die Zwiebel wirkt antibakteriell, die Inhaltsstoffe senken die Blutfettwerte und den Blutdruck. Sie ist ganz wichtig für den Darm. Dort wirkt sie wie ein Schwamm, der die Giftstoffe aufsaugt und mit nach draußen nimmt.

Ich empfehle, die rote Zwiebel zu verwenden. Sie hat sich in meinen Behandlungen bestens bewährt.

Bei Depressionen sollte man übermäßig viele Zwiebeln essen. Das hilft. Und zusätzlich ohne Unterlass beten: „Herr Jesus Christus erbarme dich meiner."

Bei hartnäckigem Husten kann man selbst ein Hustenmittel herstellen (siehe rechte Seite). Wenn die Kopfschmerzen einfach nicht verschwinden wollen, dann schneidet man eine Zwiebel klein, rollt sie in ein großes Männertaschentuch oder etwas Ähnliches und legt sie sich ins Genick. Dasselbe empfehle ich bei Nasenbluten.

Für die Nieren gibt es einen „Nierensalat", von dem ich nur gehört habe. Ich möchte das Rezept trotzdem hier weitergeben: 300 Gramm Zwiebeln, 300 Gramm Sellerieknolle und 300

Gramm Möhren mit einem groben Reibeisen aufreiben. Alles zusammen in eine Schüssel geben und vermischen. Dann den Saft einer halben Zitrone dazu geben. Wieder vermengen. Nun 50 Gramm guten Honig und vier oder fünf aufgeriebene Esskastanien dazumischen. Falls man keine Esskastanien bekommen kann, dann nimmt man zur Not Esskastanienmehl. Zum Schluss alles noch einmal gut durchmengen. Von diesem Salat isst man jeweils eine viertel Stunde vor den Mahlzeiten ein Kompottschälchen voll. Die Behandlung etwa eine Woche lang vornehmen und in der zweiten Woche noch ein oder zwei Tage lang.

Sirup bei hartnäckigem Husten
Fünf rote Zwiebeln werden aufgerieben. Dazu gibt man acht Esslöffel kandierten oder zehn Esslöffel flüssigen guten Honig. Im Folgenden immer wieder umrühren. Dann über Nacht ruhig stehen lassen. Am nächsten Tag werden Sie sehen, dass sich die Mischung verflüssigt hat. Jetzt können Sie den Saft löffelweise einnehmen. Stündlich einen Esslöffel einnehmen. Lassen Sie den Saft möglichst lange im Mund und bitten Sie dabei, dass der Husten verschwindet.
Die Zwiebeln können Sie natürlich noch zum Backen oder Kochen verwenden.

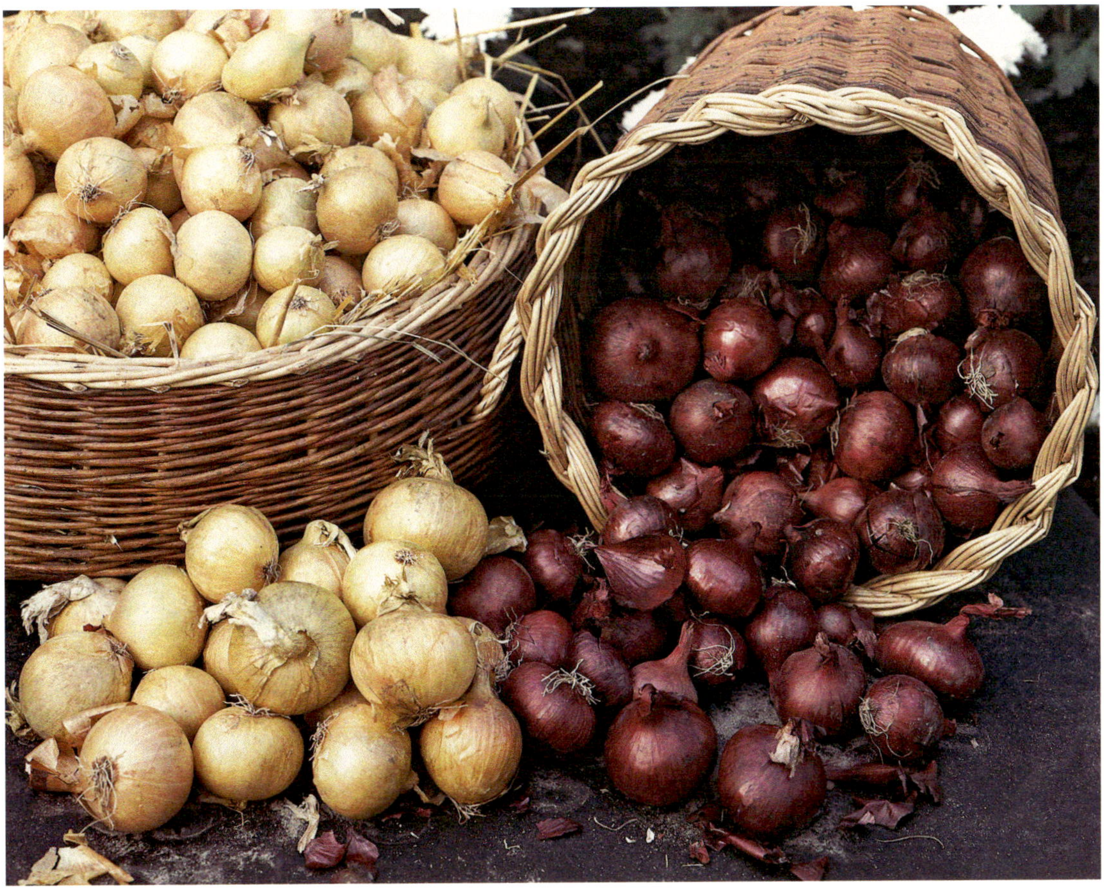

Ich verwende lieber die roten als die weißen Zwiebeln.

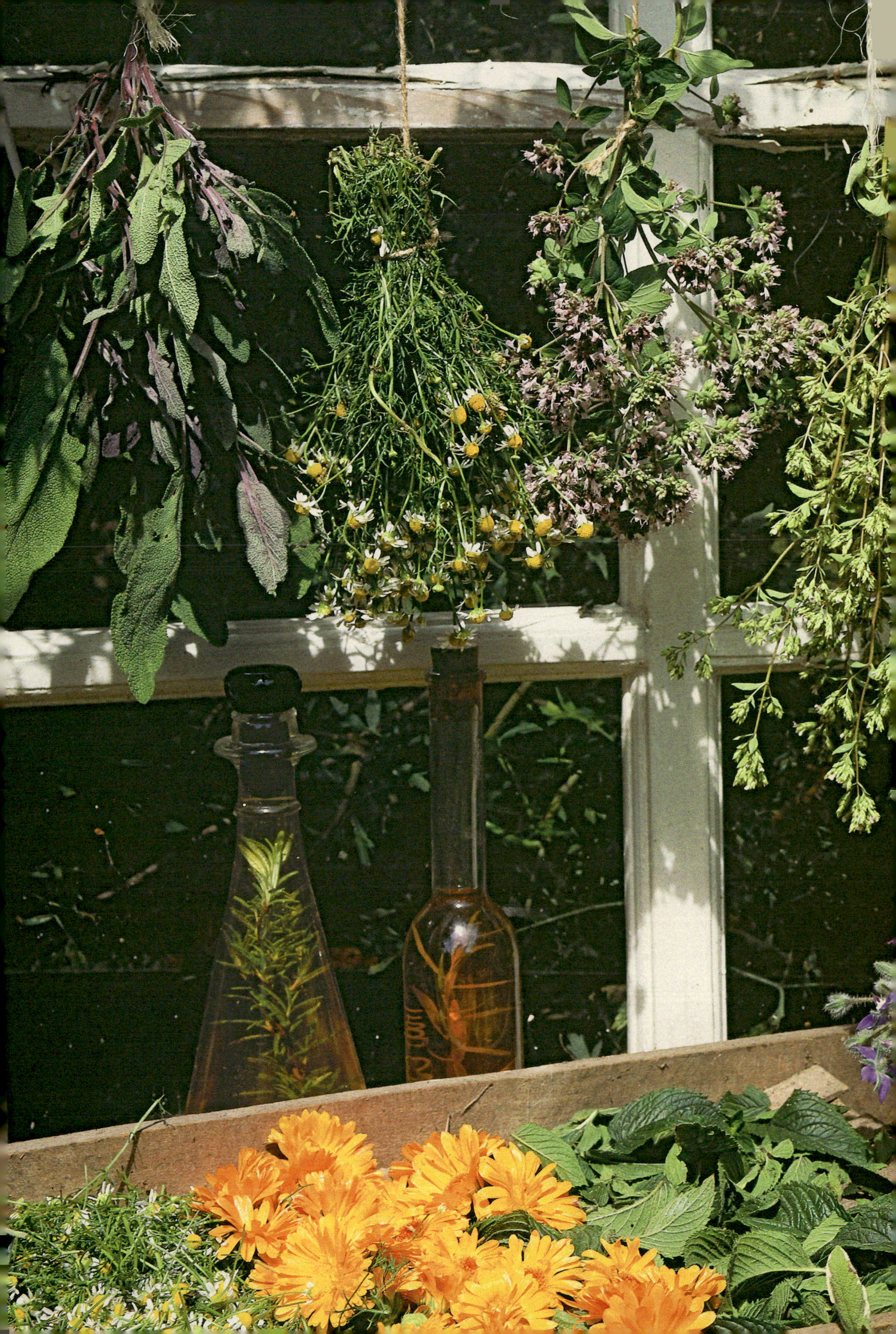

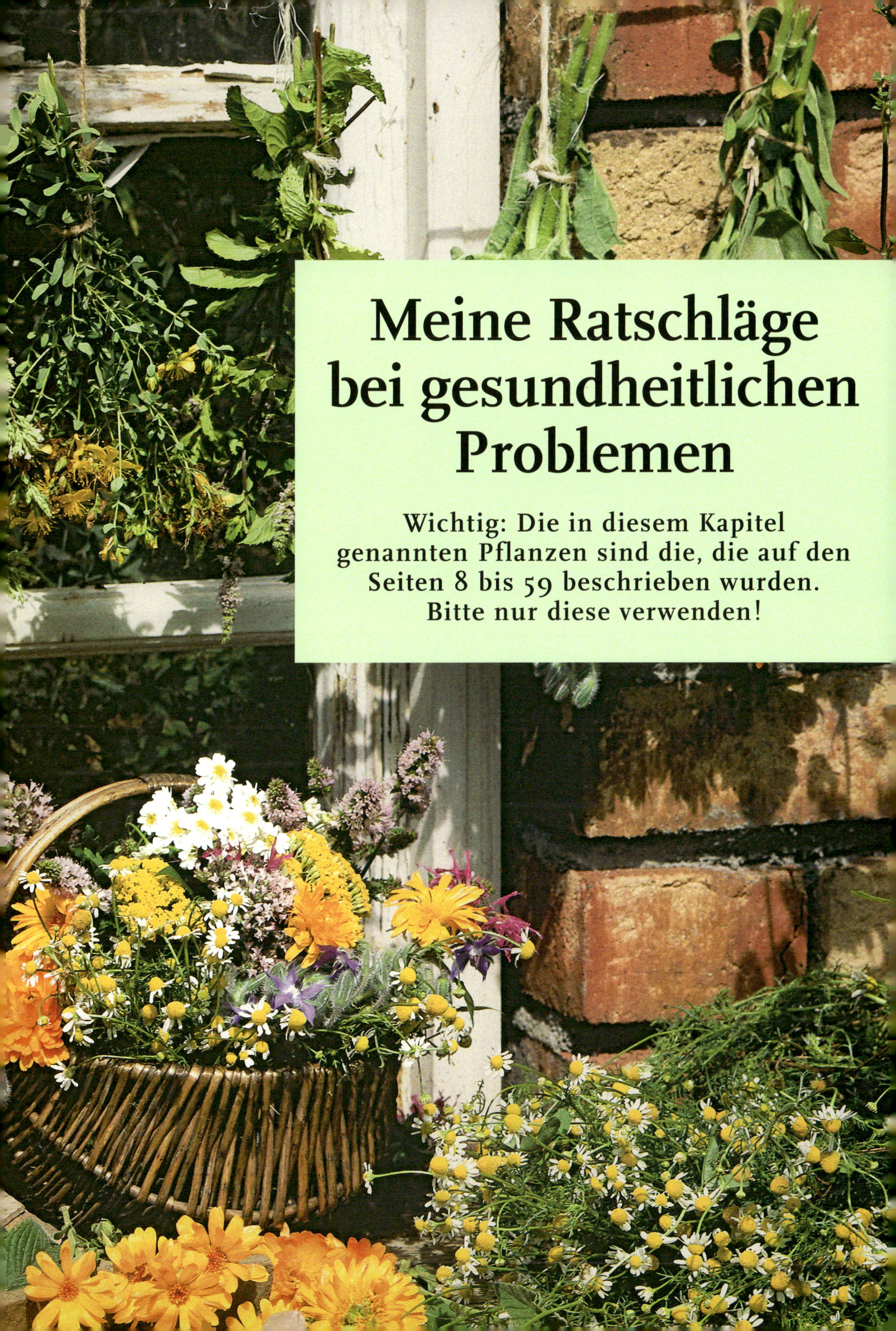

Meine Ratschläge bei gesundheitlichen Problemen

Wichtig: Die in diesem Kapitel genannten Pflanzen sind die, die auf den Seiten 8 bis 59 beschrieben wurden. Bitte nur diese verwenden!

Blase und Niere

Die Niere ist für mich eigentlich das wichtigste Organ, wenn man das überhaupt sagen kann. Ich würde sie fast als zweite Haut bezeichnen. Trinken Sie immer viel, denn die Niere muss ständig gespült werden.

Immer wieder konnte ich die Erfahrung machen, dass viele Krankheiten verschwanden, wenn man erst einmal die Niere und damit den ganzen Körper entgiftet hatte. Daher ist das eines der wichtigsten Dinge, die Sie immer wieder einmal tun sollten.

Entgiften, Reinigen

Es gibt verschiedene Möglichkeiten. Ich entgifte meinen Körper mit Petersilientee und Buttermilch. Seitdem ist übrigens auch mein Blutdruck im grünen Bereich.

Ich trinke zwei Wochen lang einen halben Liter Buttermilch pro Tag. Sie können auch mehr zu sich nehmen, wenn Ihr Darm das verträgt. Ein Liter wäre besser als ein halber. Aber nicht jeder verträgt die Buttermilch. Manche bekommen Durchfall davon, dann machen Sie bitte nicht weiter. Kaufen Sie die Buttermilch im Naturkostladen oder Reformhaus, denn es muss ein gutes Produkt sein.

Zusätzlich oder auch allein können Sie Petersilientee einnehmen. Man trinkt einen halben Liter pro Tag, auch zwei Wochen lang. Eine Hand voll frische Blätter mit Stielen wird klein geschnitten und in einen halben Liter kaltes Wasser gegeben. Dann drei Minuten kochen. Ganz zum Schluss einen gestrichenen Teelöffel Goldrute und einen gestrichenen Teelöffel Zinnkraut (beides getrocknet) kurz vor Ende der drei Minuten kurz einmal mit aufkochen. Vom Herd nehmen und dann zehn Minuten ziehen lassen Abseihen, fertig. Goldrute und Zinnkraut kaufen Sie am besten in der Apotheke, weil man sie nicht oft findet. Mit meinem 6er® Tee können Sie Organe und Gelenke reinigen und Sie helfen Niere, Harnleiter und Blase. Auf einen Liter kommen vier gestrichene Esslöffel. Aufbrühen, zehn Minuten zugedeckt ziehen lassen, abseihen, fertig.

Auch der Tee aus getrockneten Apfelschalen und Äpfeln an sich wirkt entgiftend und Bärlauch reinigt die Niere. Eine Frau erzählte mir einmal, dass ihr Blutdruck, seit sie regelmäßig ihre Niere entgiftet, im grünen Bereich ist.

Nierenauflage
Aus jungen Birkenblättern kann man eine Nierenauflage bei Nierenschmerzen machen. Dazu die Blätter durch einen Fleischwolf drehen, mit Öl vermischen und leicht anwärmen. Die Masse dünn auf ein Tuch streichen. Über Nacht auf die eine oder beide Nieren legen.

Blasenschwäche

Die Blasenschwäche ist nicht nur bei Frauen verbreitet, sondern auch Männer leiden unter diesem unangenehmen Problem. Spannen Sie immer wieder über den Tag verteilt Ihre „Blasenmuskulatur“ (Beckenbodenmuskulatur) an. Ein paar Mal hintereinander. Man kann auch im Alter den Muskel wieder aufbauen. Außerdem hilft Schafgarbentee, der aus einen Esslöffel Kraut auf einen Viertelliter Wasser gemacht wird. Einen Viertelliter pro Tag trinken. Und haben Sie Geduld, nicht zu früh aufgeben. Beim einen geht es schneller als beim anderen. Jeder Körper ist anders.

Blasenentzündung

Bei Blasenentzündung muss man selbstverständlich erst zum Arzt gehen. Ich empfehle zusätzlich folgendes Dampfbad. Dazu brauchen sie eine Schüssel (Einsatz-Bidet), die Sie in die Toilettenschüssel hängen können. Man kann sie im Sanitärhandel kaufen. Eine Blechschüssel oder ein älterer Topf gehen auch.

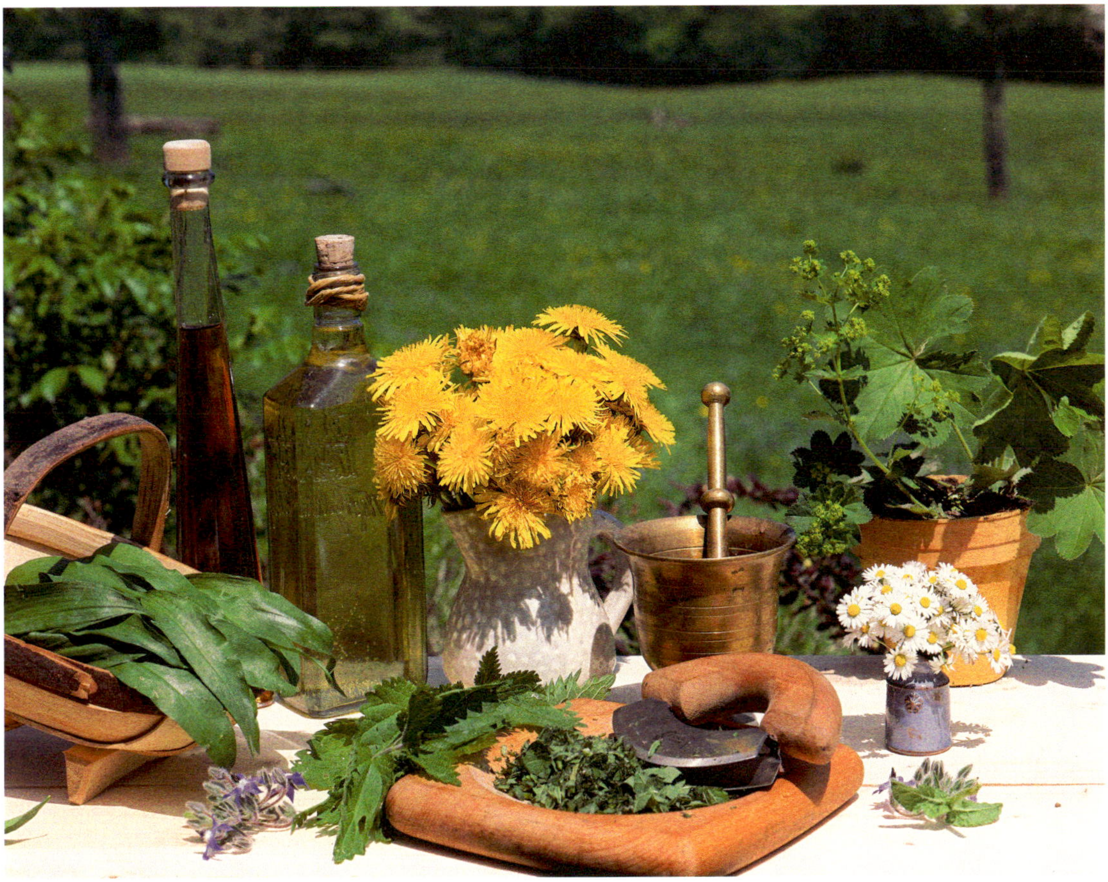

Gesundheit aus der Natur.

Nehmen Sie zwei Handvoll Kräuter, Salbei, Zinnkraut, Brennnessel, Schafgarbe und eventuell Johanniskraut, keine Kamille (!). Kochen Sie diese Kräuter zehn Minuten in Wasser. Dann kommt alles in die Schlüssel, die schon in der Toilette hängt. Nun drübersetzen, aber Achtung, nicht hineinsetzen. Dann würde der „Muskel geschlossen bleiben" und die Kräuter könnten nicht wirken. Man bleibt zehn Minuten darüber sitzen. Decken Sie Ihre Nieren zu, damit sie sich nicht erkälten. Man kann die Wirkung selbst gut merken. Es geht über die Harnleiter bis hinauf in die Nieren und Sie spüren das im Rücken. Sie können die Mischung zwei, drei Tage benutzen und erst dann erneuern.
Sie dürfen die Kräuter nicht ins richtige Bidet schütten. Alles würde verstopfen.
Man kann dieses Dampfbad auch bei Nierenproblemen und zum Entgiften nehmen.

Steinerkrankungen
Bei Nieren-, Blasen- oder Gallensteinen habe ich gute Erfahrungen mit der Birke gemacht. Als Tee oder auch zum Essen dazu gegeben (siehe Seite 14f).

„Liebe Frau Aschenbrenner," ... „ich hatte vor 3 Wochen eine ganz schlimme Blasenentzündung. Die Nacht vom Sonntag zum Montag musste ich von 1.00 Uhr bis 5.00 Uhr morgens jede 15–20 Minuten zur Toilette unter sehr großen Schmerzen." ... „Sofort habe ich als Tee — Brennnessel, gelbe Taubnessel und Schafgarbe — getrunken. Dann habe ich ein Kräuterdampfbad gemacht, wie Sie es empfehlen mit Brennnessel, Schafgarbe, Zinnkraut und Salbei. Am Abend vor dem Schlafengehen noch einmal, nachts musste ich zweimal zur Toilette, aber nur noch mit ganz geringen Beschwerden. Am nächsten Tag war ich wieder gesund." ...

Marion Schaar

Blut

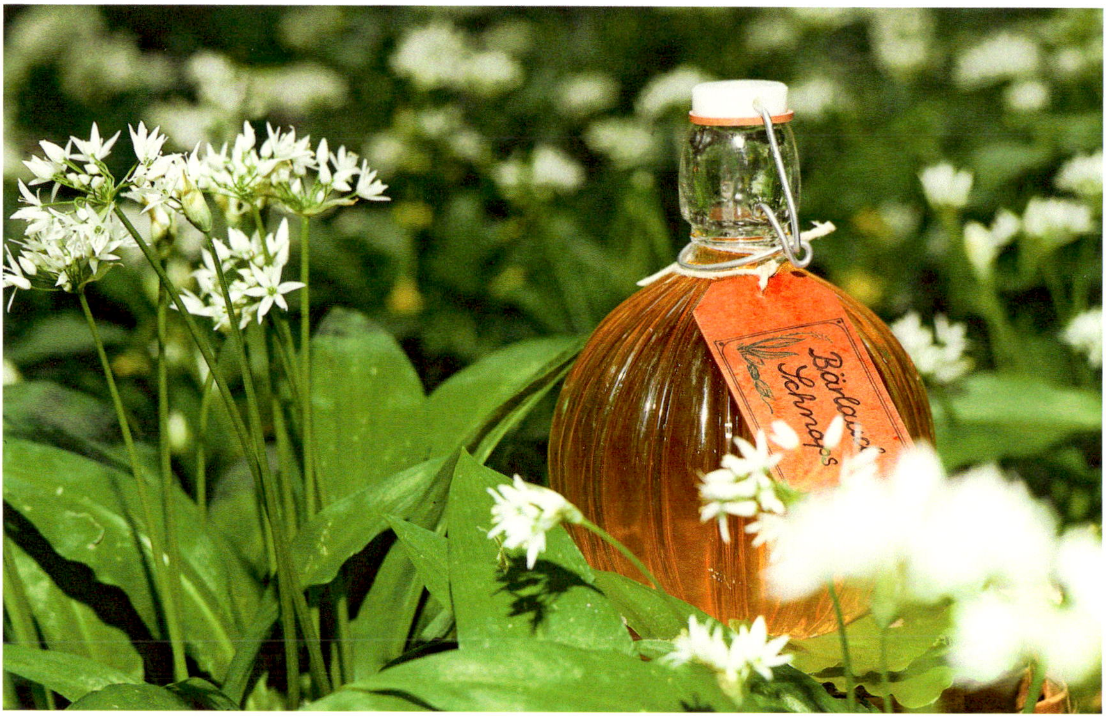

Bärlauch wirkt ausgleichend auf den Blutdruck.

Zur Blutreinigung empfehle ich Löwenzahn, Bärlauch und 6er® Tee.
Bei einem zu hohen Cholesteringehalt im Blut sollte man es mit Meerrettich probieren. Überall an die Speisen etwas Meerrettich geben. Auch Birkenblättertee hilft.

Blutdruck

Für den richtigen Blutdruck gibt es verschiedene Kräuter. Allen voran der Bärlauch. Er wirkt ausgleichend auf den Blutdruck. Zu hoher geht runter, zu niedriger rauf. Ich setze mir mit den Zwiebeln einen klaren Schnaps an. Dazu im Herbst die Bärlauch-Zwiebelchen ausgraben. In eine weithalsige Flasche geben und mit klarem Schnaps auffüllen (siehe auch Seite 11). Sie könnten auch Blätter verwenden, aber in den Zwiebeln steckt die meiste Kraft. Nehmen Sie von dieser Tinktur 2 x 12 Tropfen oder einen halben Teelöffel pro Tag ein – einmal vormittags, einmal nachmittags. Wenn Sie dieses Heilmittel nicht selbst herstellen wollen, dann können Sie sich in der Apotheke ein fertiges Produkt kaufen.
Misteltropfen aus der Apotheke können einen zu hohen Blutdruck senken. Misteltee wäre mir zu schwach.

Blutreinigung

Reinigen Sie Ihren Körper immer wieder einmal mit Petersilie und/oder Buttermilch. Sie finden die Anleitung dazu auf der Seite 62. Das sorgt bei mir für den besten Blutdruck.
Brennnessel hilft bei zu niedrigem Blutdruck. Sie können das Kraut als Tee trinken oder essen. Brennnesseltee alleine aber bitte nicht länger als drei Wochen, der schwämmt sonst zu viel aus. Ich empfehle einen Viertelliter Tee pro Tag, der mit einem gestrichenen Esslöffel frischer, zerkleinerter Brennnessel aufgebrüht wurde. Die Brennnesseln sollen kurz aufkochen. Ich sage immer „blubb, blubb, blubb." Dann nehmen Sie den Topf vom Herd, lassen alles etwa zehn Minuten ziehen. Abseihen und fertig.
Wenn Sie unter zu hohem Blutdruck leiden, dann sollten Sie die Brennnessel nicht so oft verwenden.

Erkältungskrankheiten

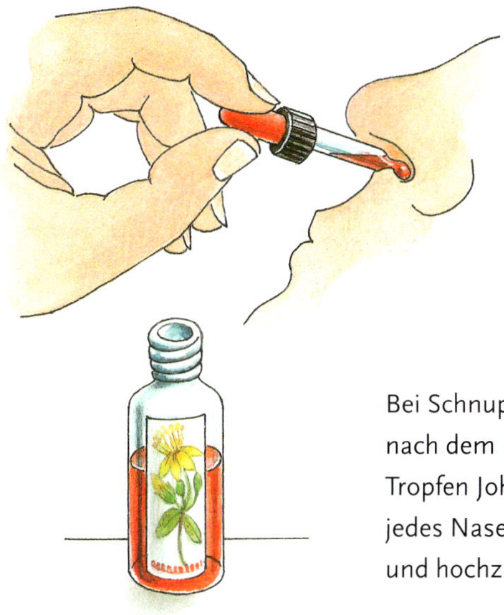

Bei Schnupfen empfehle ich nach dem Inhalieren, einen Tropfen Johanniskrautöl in jedes Nasenloch zu geben und hochzuziehen.

Für Husten und Bronchitis empfehle ich gerne die Zwiebel. Ich nehme immer die roten, die sind wirksamer als die weißen. Das Rezept für den Zwiebelhonig finden Sie auf Seite 59. Zusätzlich rate ich zum Kaltwetter-Tee (siehe Seite 89). Sie können noch etwas Lungenkraut und ein wenig Thymian dazugeben. Bitte nicht zuviel vom Thymian, der schmeckt sonst zu sehr vor. Nehmen Sie den Tee abends und gehen Sie danach auch nicht mehr nach draußen. So kann er am besten wirken.

Aus den Hollerblüten vom Schwarzen Holunder kann man einen Tee herstellen, der bei Husten und Bronchitis hilft. Es ist ein schweißtreibender Tee. Und natürlich hilft Inhalieren mit Thymian, Salbei und Schafgarbe. Ich rate von Kamille und Salz ab. Auch Retterspitz® Quick ist zu empfehlen.

„Für außen" empfehle ich Umschläge um Brust und Rücken. Retterspitz® Äusserlich kommt auf den Rücken und eine Kartoffelauflage auf die Brust. Geben Sie gekochte Kartoffeln mit oder ohne Schale auf ein Tuch oder in ein Säckchen und legen es gut warm auf die Brust. Wenn der Umschlag nur noch lauwarm ist, wird er entfernt. Der Abend ist für diese Behandlung am besten geeignet, danach geht man sofort ins Bett.

Haben Sie Geduld. Es dauert drei bis vier Tage, dann löst sich der Schleim und kann abgehustet werden. Leider dürfen wir keine Zeit mehr haben krank zu sein. Bitte nehmen Sie sich Ihre Zeit. Der Körper braucht das und wenn man zu früh schon wieder draußen herumspringt, kann man später viel größere Probleme zum Beispiel mit dem Herzen bekommen. Und nicht vergessen: Viel trinken.

Schnupfen

Bei Schnupfen rate ich zum Inhalieren mit Thymian, Salbei und Schafgarbe. Nach zehn Minuten aufhören und den Kopf nach hinten legen. Ein Tropfen Johanniskrautöl in jedes Nasenloch geben und hochziehen. Damit kann man die Schleimhäute heilen.

Oder stecken Sie ein Spitzwegerich- oder Salbeiblatt, das vorher mit einem Löffelstiel saftig gemacht wurde, ins Nasenloch. Und trinken Sie recht viel.

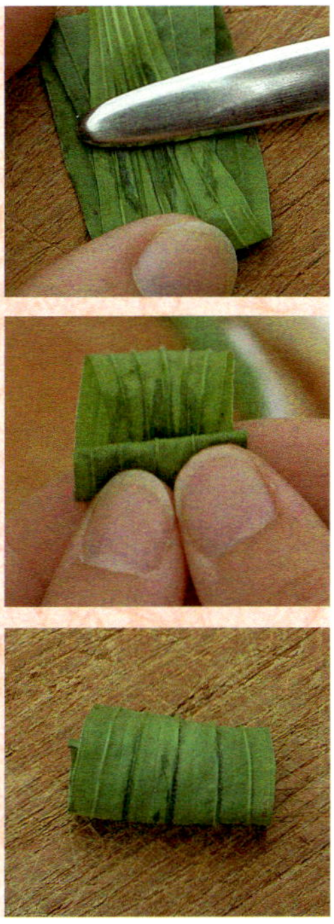

Die Heilung der Schleimhäute bei Schnupfen kann man mit Spitzwegerichblättern unterstützen. Falten Sie ein Blatt danach zweimal, sodass sozusagen drei Abteilungen entstehen. Machen Sie es danach mit dem Löffelstiel saftig (siehe oben). Dann das gefaltete Blatt rollen (Mitte). Die Rolle wird vorsichtig ins Nasenloch geschoben (unten).

Frauenleiden

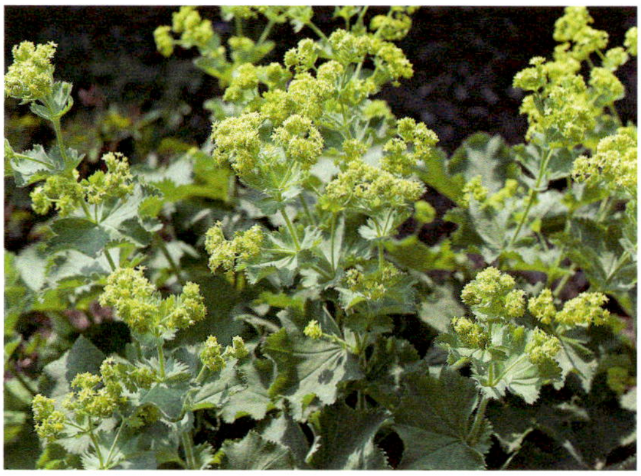

Frauenmantel ist die „Frauenpflanze". Nehmen Sie nur den Gewöhnlichen Frauenmantel (Alchemilla xanthochlora), siehe Seite 24.

Ich sage immer, im Leben der Frau gibt es drei große Ereignisse: die erste Periode, die Mutterschaft und die Wechseljahre. Jeder der Abschnitte, die damit eingeleitet werden, haben ihre ganz eigenen Probleme. Aber für alle Abschnitte gibt es eine Pflanze und die heißt Frauenmantel.

Mädchen beziehungsweise junge Frauen leiden oft unter Schmerzen, bis sich alles eingependelt hat. Das Blut staut sich im Unterbauch. Ein Tee aus Schafgarbe, Frauenmantel und Taubnessel, zu gleichen Teilen gemischt, hilft. Ein Viertelliter Tee, der mit einem gestrichenen Esslöffel der Teemischung aufgebrüht wurde, sollte täglich getrunken werden, außer während der Periode. Auch helfen feuchtheiße Tücher, die abends im Bett auf den Unterbauch gelegt werden. Bitte nicht während der Periode.

Ältere Frauen mit Menstruationsschmerzen trinken einen Tee aus Schafgarbe und Frauenmantel. Bei starken Blutungen hilft derselbe Tee. Bei Zysten empfehle ich Ingwerauflagen und auch den Tee aus Schafgarbe und Frauenmantel. Bitte beides bei abnehmendem Mond anwenden beziehungsweise trinken, denn alles, was aus dem Körper heraus soll, muss bei abnehmendem Mond behandelt werden. Bei Zysten muss man immer zum Arzt gehen.

Während der Wechseljahre empfehle ich einen Tee aus Frauenmantel, Schafgarbe und Salbei, zu gleichen Teilen gemischt. Ein halber Liter Tee, der mit zwei gestrichenen Esslöffeln der getrockneten Teemischung aufgebrüht wurde, sollte täglich zu sich genommen werden. In den Wechseljahren klagen viele Frauen über Schweißausbrüche. Man muss schwitzen, lassen Sie das zu. Der Körper befreit sich von vielen Schadstoffen und Säuren. Apfelessigbäder und -waschungen (siehe Seiten 24) helfen gegen das Schwitzen. Ganz wichtig ist, dass man nicht dauernd klagt: Ja mei, jetzt bin ich in den Wechseljahren, jetzt habe ich dies und das. Hören Sie nicht zu sehr in sich hinein. Seien Sie bejahend. Der Wechsel ist eine völlig normale Entwicklung im Leben der Frau. Ich selbst habe fast zehn Jahre lang geschwitzt, doch die Säure muss raus. Denken wir an unsere Mütter und Großmütter, die ohne chemische oder hormonelle Mittel durch die Wechseljahre kamen.

„Grüß Gott liebe Frau Aschenbrenner und Vergelt's Gott für die Hilfe übers Telefon und dass es Sie gibt. Dampfschüsselsitzbad aus Salbei, Schafgarbe, Frauenmantel, Zinnkraut, Johanniskraut und Retterspitz Äußerlich verdünnt auf Baumwolleinlagen halfen sagenhaft bei Unterleibspilz. Das Dampfschüsselsitzbad tut so gut, dass ich es auch ohne Pilz zwischendurch mache." …

„Liebe Frau Aschenbrenner,"
… „Mein Problem war: Die Schamlippen (Scheide) waren über längere Zeit dick geschwollen. Ich konnte vor lauter Schmerzen kaum noch sitzen. Aufgrund Ihrer Anweisung habe ich Retterspitz + Salbeitee 1:2 verdünnt und mit sterilem Tuch eingelegt. Nach 2 Tagen war die Entzündung weg. Außerdem mache ich seither Sitzbäder mit Salbei, Zinnkraut, Brennnessel, Schafgarbe + Johanniskraut und nehme Arnika in Globuliform. Es geht mir wieder sehr gut!" …

Gelenke, Ellenbogen und Knie

Wenn ich gefragt werde: „Haben Sie denn in Ihrem Alter keine Knieprobleme“, dann antworte ich stets: „Nein, und die habe ich auch noch nie gehabt.“ Man muss sich natürlich bewegen. Auch heute fahre ich noch zu Besorgungen mit dem Radl bei uns im Dorf herum. Früher waren wir gern beim Bergsteigen und Schwimmen. Also bewegen Sie Ihre Gelenke, ansonsten „rosten“ Sie ein und man muss sich über die Schmerzen nicht wundern.

Natürlich gibt es auch Mittel, die bei akuten Knieschmerzen helfen. Ich empfehle Quarkumschläge mit einem guten (!) Quark. Ich sage immer, der Quark muss „seriös“ sein. Etwas Ingwer dazumischen. Anwärmen und ums Knie geben. Der Umschlag muss das Bein immer etwas oberhalb und unterhalb des Knies auch noch bedecken, nicht nur direkt auf die schmerzende Stelle geben. Sie können es auch mit jungen Weißkrautblättern probieren. Sie werden mit dem Nudelholz saftig gemacht und über Nacht ums Knie gelegt.

Bei Schleimbeutelentzündungen hilft ein Umschlag mit Leinsamen. Der Leinsamen wird gekocht, bis er ganz schleimig ist. Dann auf ein Tuch geben und über Nacht auf die betroffene Stelle legen und – wie gesagt – darum herum. Auch Umschläge mit Heilerde helfen.

In der Naturheilkunde ist es nicht unnormal, dass es zu einer Erstverschlimmerung kommt. Man muss weitermachen, irgendwann wird es dann besser und gut.

„Liebe Frau Aschenbrenner! Ich habe Sie im September auf dem Friedhof in Kochel getroffen und Ihre Hilfe in Anspruch genommen, für mein operiertes Knie. Dank Ihres Rates es mit Retterspitz und Arnika D 12 zu probieren, ist mein Knie in kürzester Zeit sehr gut geworden.“ …
„Mit lieben Grüßen“ …

Henriette Kaletsch

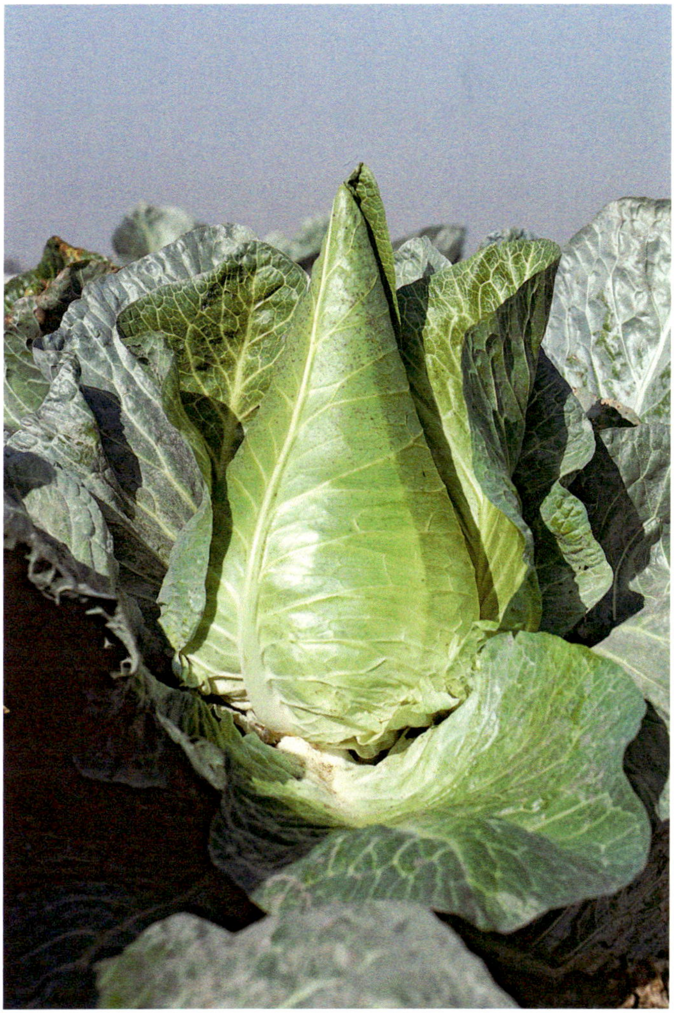

Der Spitzkohl hat es mir besonders angetan. Die Blätter des Weißkohls können bei Ellenbogen- und Knieproblemen helfen.

Haare

Für die Haare fällt mir zuallererst „Hirse essen“ ein. Das verhilft zu gutem Wuchs und schönem Haar. Bitte essen Sie die Hirse nicht roh. Sie muss gekocht sein, also aufgemacht haben und ganz bazig sein.

Wollen Sie mehr Glanz für Ihr Haar, dann spülen Sie es ganz zum Schluss mit Essigwasser. Dies aber nach dem Haarewaschen nicht mehr ausspülen. Auch Birkenwasser, das Sie am Stamm „zapfen“ können (siehe Seite 14f), hilft von innen heraus. Ich sage immer, von innen und außen muss man ein Problem angehen.

Wenn Sie in der Natur Pflanzen oder Blätter abschneiden, bitten Sie das Gewächs um Erlaubnis. Und wenn Sie es getan haben, dann bedanken Sie sich.

Haarkur für die Nacht

Kochen Sie aus Brennnesselwurzel im Herbst einen Sud und geben Sie ihn über Nacht zum Beispiel mit einem Wäschesprüher übers Haar. Dasselbe können Sie mit Birkenwasser oder Birkentee tun. Das kräftigt das Haar und führt zu gutem Wuchs.

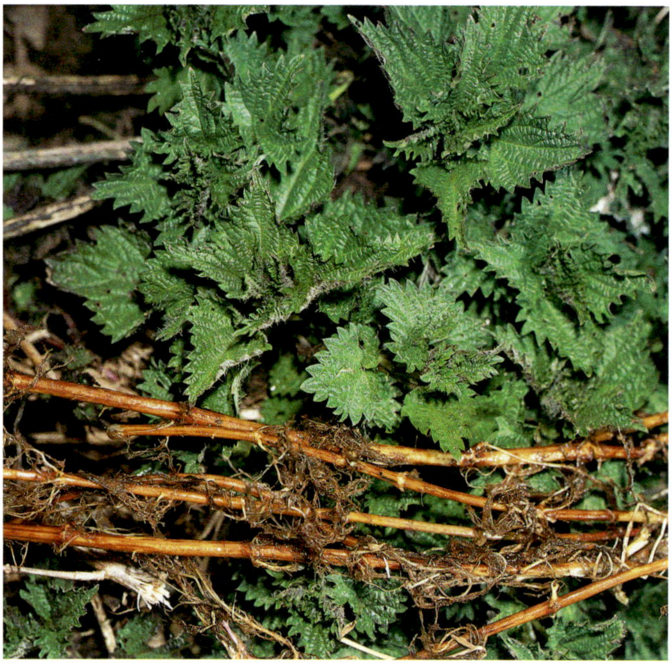

Das sind die Blätter und Wurzeln der Großen Brennnessel

Haarausfall

Der kreisrunde Haarausfall lässt sich oft auf Mineralmangel zurückführen. Unsere Lebensmittel haben nicht mehr den Gehalt, zum Beispiel wegen unserer ausgelaugten Böden. Daher müssen Sie Mineralstoffe zusätzlich einnehmen. Neben der Hirse können Sie MINACTIV® von Dr. Metz, Schüßler-Salze und meinen 6er® Tee probieren. Vor einigen Monaten hatte ich einen jungen Mann da, der schon unter Haarausfall litt. Nach der genannten Behandlung wuchsen ihm die Haare wieder, auch an den Stellen, die vorher schon kahl gewesen waren.

Wenn ich morgens zu viele Haare auf dem Kopfkissen meines Mannes fand, dann bekam er eine Haarkur mit Eigelb. Ein Eigelb kommt aufs nasse Haar und muss einige Zeit einmassiert werden. Bitte nicht reiben, sondern nur die Kopfhaut hin und her schieben. Sie werden feststellen, dass das Eigelb nach einigen Minuten anfängt zu schäumen. Das ist genau richtig. Das Haar kräftigt sich, und ich fand nach dieser Behandlung nur noch wenige oder keine Haare mehr auf dem Kissen. Das Eigelb muss lauwarm ausgewaschen werden, damit es nicht gerinnt.

Einen Tipp will ich noch weitergeben: Eine Frau bemerkte bei sich selbst Haarausfall. Sie aß an zwei aufeinander folgenden Tagen jeweils einen Esslöffel Brennnesselsamen. So konnte sie den Ausfall stoppen.

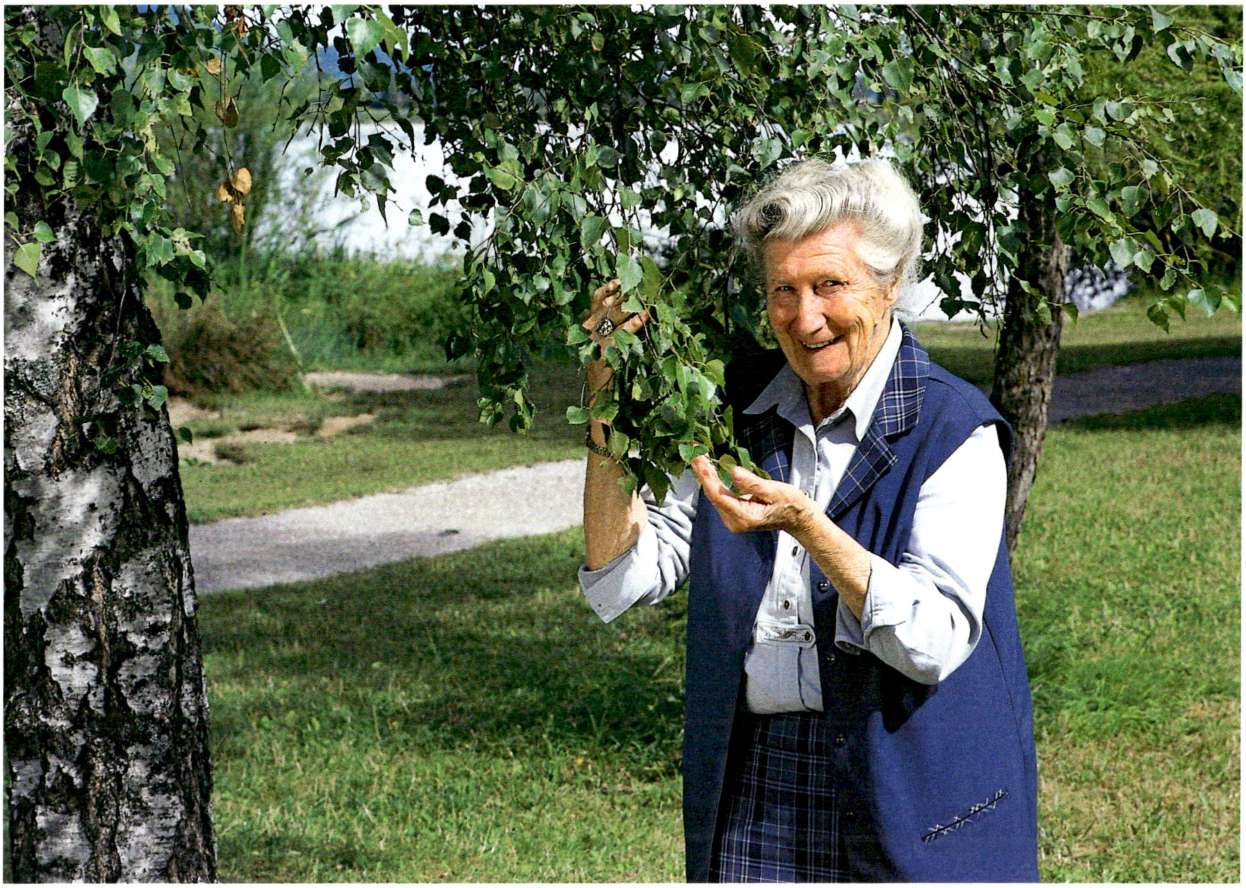

Hier stehe ich am Kochelsee an einer Hänge-Birke.

Fettiges Haar

Meist versucht man mit vermehrtem Waschen, das Fett aus dem Haar zu bekommen. Leider erreicht man damit oftmals nur das Gegenteil. Es wird noch schneller fettig. Sollten Sie unter fettigem Haar leiden, dann versuchen Sie es einmal mit Bürsten. Ich selbst besitze zwei Bürsten: eine aus Draht und eine aus Wildschweinborsten. Mit ersterer kämme ich mein Haar einmal durch. Und da bei mir oft schon morgens das Telefon läutet, nehme ich die Borsten-Bürste mit und bürste das Haar beim Telefonieren immer wieder und wieder. Die Bürste wird alle paar Tage gewaschen. Fertig.

Schuppen

Wenn Sie unter Schuppen leiden, dann waschen Sie Ihr Haar ganz normal und massieren dann auch Klettenwurzelöl ein. Lassen Sie es über Nacht einziehen. Sie werden sich vielleicht darüber wundern, dass das Öl am nächsten Tag weg ist. Die Haut hat es einfach gebraucht. Bei Schuppen rate ich vom Fönen ab. Dadurch trocknen Haut und Haar noch mehr aus.

Und auch einen zweiten Tipp erhielt ich von einer Frau, die trotz ihrer 50 Jahre noch kein graues Haar hatte: Sie wusch ihr Haar immer am Karfreitag zwischen zehn und 12 Uhr.

Haut

Ich konnte immer wieder feststellen, dass viele Hautprobleme mit der Niere zusammenhängen. Spülen Sie daher Ihre Nieren immer, trinken Sie also viel und entgiften Sie regelmäßig (siehe Seite 62). Leidet man unter zu trockener Haut, kommt das von innen. Wie gesagt, tun Sie etwas für Ihre Nieren und das Problem kann von ganz alleine verschwinden.

Neurodermitis bei kleinen Kindern kann durch die Plastikwindel oder Kuscheltiere kommen. Ein Tipp: Lassen Sie Ihre Kinder nicht auf den herkömmlichen Teppichen spielen, sondern legen Sie Flickerl-Teppiche über den Teppichboden. Waschen Sie sie regelmäßig, damit kann man der Kinderhaut viel helfen.
Auch für den Windelbereich können Sie viel tun. Wenn Sie auf die Plastikwindeln nicht verzichten wollen, wozu ich natürlich zuerst rate, geben Sie eine Mullwindel in das Plastikhöschen. Achten Sie darauf, dass die Haut des Säuglings nicht mit dem Plastik in Berührung kommt. Die Mullwindel muss also an den Beinchen rausgeführt werden.

Mein Tipp: *Bettlägerige Menschen brauchen tierisches Eiweiß, daher sollten sie alle paar Tage etwas Fleisch bekommen. Dann liegen sie sich nicht so schnell wund.*

Ich habe beobachtet, dass Menschen mit dem „Pilz im Darm“ manchmal Neurodermitis haben. Der „Pilz“ muss raus. Versuchen Sie es mit Möhrenbrei, 6er® Tee und Spitzwegerich (siehe Seite 77).

Akne übrigens hat meistens mit der Entwicklung zu tun. Sie tritt bei den meisten Menschen nur in der Pubertät auf und verschwindet danach. In der Pubertät helfen bei den Mädchen ein Tee aus Schafgarbe, Frauenmantel und Taubnessel (siehe Seite 24). Bei den Buben nimmt man Schafgarbe, Kleinblütiges Weidenröschen und Zinnkraut zu gleichen Teilen. Ein gestrichener Esslöffel getrocknete Mischung auf einen Viertelliter kochendes Wasser. Der Tee muss zehn Minuten ziehen. Abseihen und jeden Tag eben diesen Viertelliter trinken. Nach drei Monaten ist das Problem dann oft schon erledigt.
Gegen Akne empfehle ich zusätzlich Dampfbäder aus Salbei, Schafgarbe und Johanniskraut, man kann auch Kamille dazumischen. Zehn Minuten lang sollen die Dämpfe in die Haut einwirken. Danach die Haut mit sterilem Mull herunterstreichen, es darf auch bluten. Zum Schluss mit Johanniskrautöl einreiben.

Bei Hautallergien und damit verbundenen Ausschlägen rate ich zu meiner Dreifachsalbe aus Ringelblume, Himbeere und Schafgarbe, außerdem zu Kräuter-Vollbädern und anschließendem Einreiben mit Johanniskrautöl.
Mein Mann hatte im Sommer immer Ekzeme über den Fersen. Sie verschwanden, wenn er sie eine Weile im Walchensee badete. Er saß dann immer auf einem Felsen und ließ die Füße lange Zeit im Wasser baumeln. Ich führe das darauf zurück, dass das Wasser sehr kalkhaltig ist. Einer befreundeten Frau riet ich, ihren Sohn, der unter starker Neurodermitis litt, im Wasser des Sees zu baden. Sie probierte das und das Kind war geheilt.

Zur Wundheilung gebe ich immer Arnika Globuli D 12. Kinder nehmen 3 x 5 täglich, Erwachsene 5 x 8 der Kügelchen ein. Unter die Zunge legen und langsam im Mund zergehen lassen.
Bei offenen Beinen und anderen Geschwüren hilft die Quitte. Das Rezept finden Sie auf Seite 76.

„Liebe Frau Aschenbrenner! Hiermit möchte ich mich ganz herzlich bedanken für Ihre Hilfe. Ich hatte am Arm einen ganz starken Sonnenbrand (Bläschen), den ich mir im Hochgebirge zugezogen hatte. Wir waren in Kochel auf der Durchreise. Ihre Adresse wussten wir von einer guten Bekannten und aus Ihrem Büchlein. Sie hatten mir dann sofort gequetschten Spitzwegerich aufgelegt und am anderen Tag waren die Blasen und Schmerzen schon weg.“...

Hanne Kraft

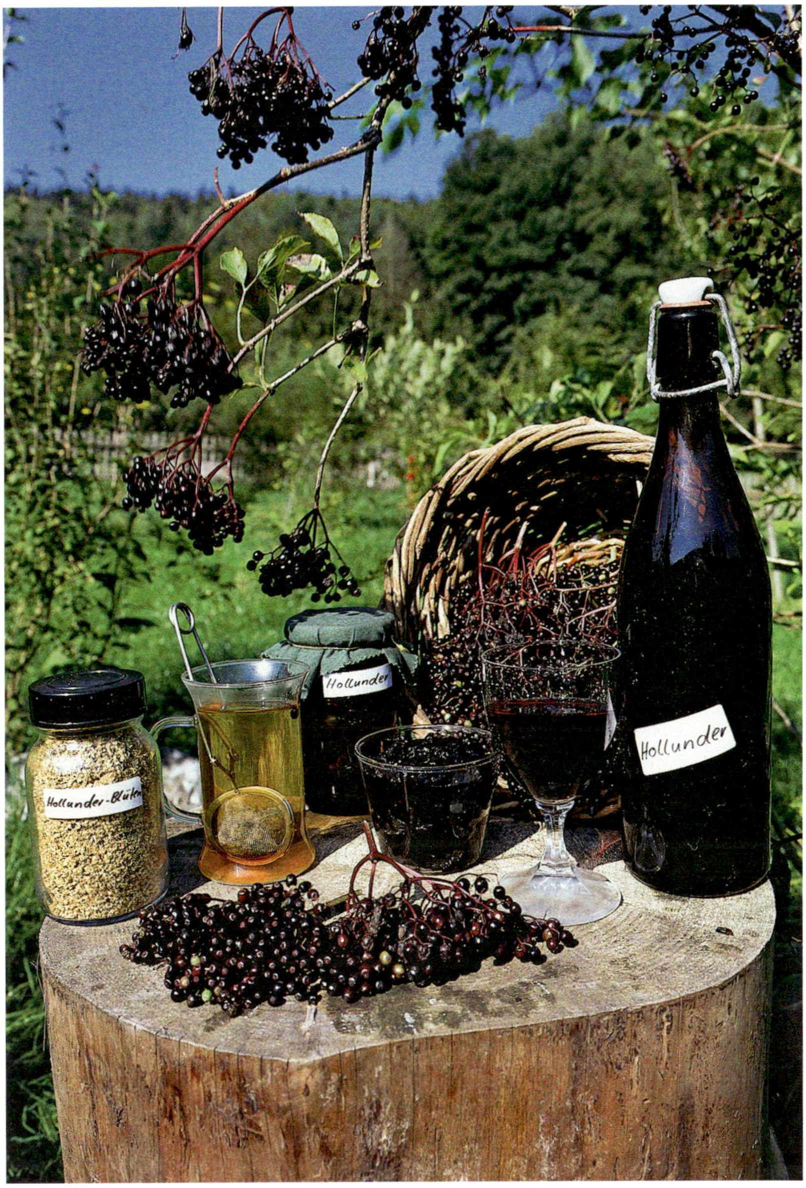

Bei Gürtelrose sollte man rote Säfte zum Beispiel aus Schwarzem Holunder trinken.

Gürtelrose

Bei Gürtelrose hat es sich bewährt, verstärkt rote Säfte zu trinken. Nehmen Sie Saft aus Schwarzem Holunder, Roter oder Schwarzer Johannisbeere, Roten Trauben oder roter Bete.

"Liebe Frau Aschenbrenner, auch habe ich mir in der Apotheke dieses Wollfett für das Altersjucken gekauft und kann damit auch die Beschwerden des Juckens lindern, es war ja schlimm, ich wusste oft gar nicht was ich mit ihr machen sollte und seit ich sie mit dem Wollfett einreibe, ist es deutlich besser geworden. Also alle Ihre Ratschläge habe ich angewendet und alles mit Erfolg.“ ...

A. Lasch

Ich habe die Inhaliergeräte nicht gerne. Nach Großmutterart mit dem Handtuch überm Kopf ist es das Beste.

Herz

Bei allen Problemen mit dem Herzen müssen Sie selbstverständlich sofort zum Arzt gehen.

Weißdorn ist die „Herzpflanze“. Nehmen Sie ab einem Alter von 45 Jahren jeden Tag nach dem Frühstück 25 Weißdorntropfen.

Wenn Sie unter Herzrasen leiden, dann kann Eisenmangel dafür verantwortlich sein. Herzrhythmusstörungen können durch Magnesiummangel hervorgerufen werden. Essen Sie Brennnessel, das hilft in beiden Mangelerscheinungen.

Fürs Herz kann man einen guten Tee aus den Nusskämben herstellen. Die Nusskämben sind die Trennwände in den Walnüssen. Das genaue Rezept finden Sie auf der Seite 56.

Immer wieder kann man lesen, dass man besonders gefährdet für einen Herzinfarkt ist, wenn der Vater oder die Mutter einen solchen hatten. Lehnen Sie diese Meinung innerlich ab und leben Sie Ihr eigenes Leben. Ich halte überhaupt nichts von diesen Aussagen.

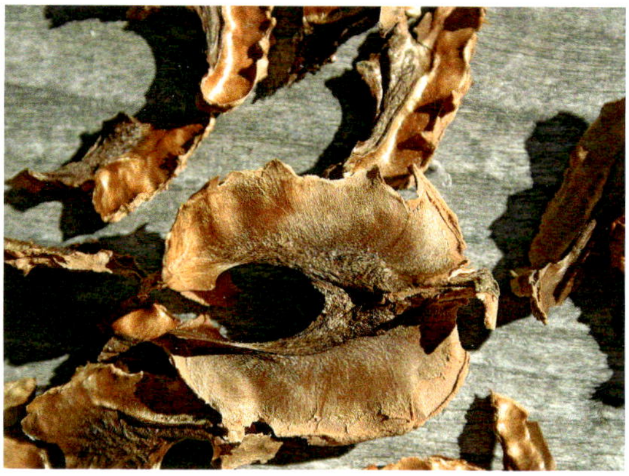

Das sind Nusskämben, aus denen man einen Herztee herstellen kann.

Wenn Sie für sich selbst oder auch andere ein Heilmittel herstellen oder es anwenden, dann tun Sie das tief aus dem Herzen heraus. Geben Sie Ihre höchste göttliche Energie hinein.

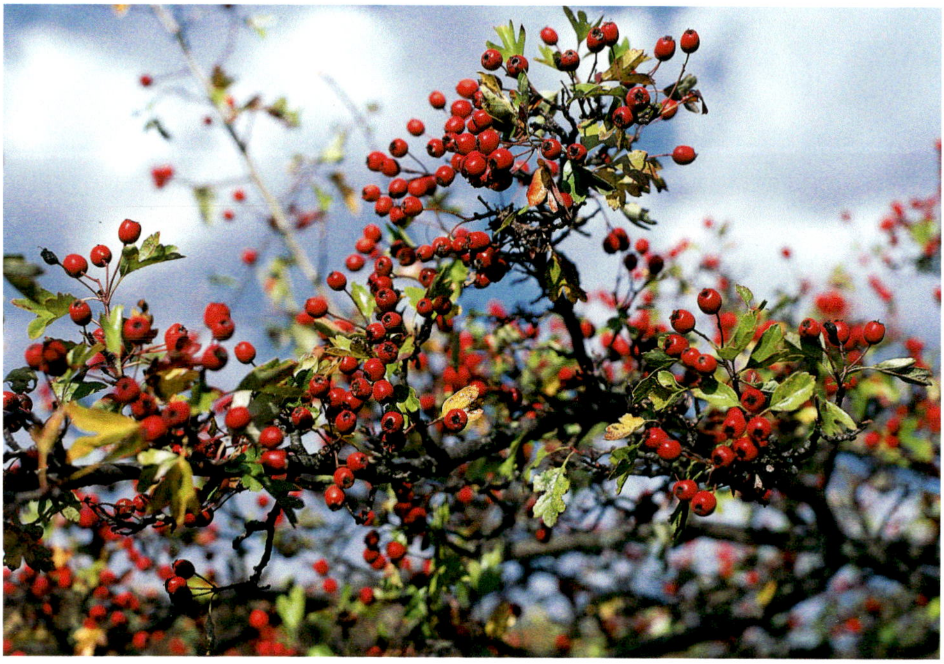

Das sind die Beeren des Weißdorns.

„Liebe Frau Aschenbrenner, Möchte Ihnen gerne mitteilen, dass die Weissdorn-Tropfen bei mir Wunder gewirkt haben. Hatte nach 14 Tagen nachts keinen Anfall mehr. Auch meine Herzrhythmusstörungen sind viel besser geworden. Ich kann abends wieder ohne Angst schlafen gehen und bin wieder ein glücklicher Mensch.“…

Rosa Fischer

Traurigkeit

Bei Traurigkeit und depressiven Verstimmungen helfen Johanniskraut zum Einreiben, Melisse, Hopfen und Baldrianwurzel.

Wenn man Angst hat, in die Depression abzurutschen, dann sollte man recht viele Zwiebeln essen, auch hier rate ich wieder zu den roten. Außerdem kann man als schnelle Hilfe 10 bis 15 süße Mandeln über den Tag verteilt essen.

Ganz wichtig ist auch das Gebet. Sie können ein bekanntes Gebet wählen, wie zum Beispiel das Vaterunser. Oder finden Sie Ihr eigenes Gebet, was Sie ständig wiederholen sollten.

Eines meiner Stoßgebete, das nichts mit Traurigkeit und Depression zu tun hat, ist: „Lieber Gott, wenn du mir diese Aufgabe gibst, dann gebe mir auch die Kraft sie zu lösen." Das bete ich immer dann, wenn ich zu einem Patienten gerufen werde, der wirklich große Probleme hat und bei dem schon viele Heilungsversuche gescheitert sind.

Und horchen Sie nicht so in sich hinein. Nehmen Sie nicht alles zu ernst. Und bitte nicht so viel jammern. Denn das setzt sich im Denken fest und führt in einen Kreislauf, der weiter nach unten führt.

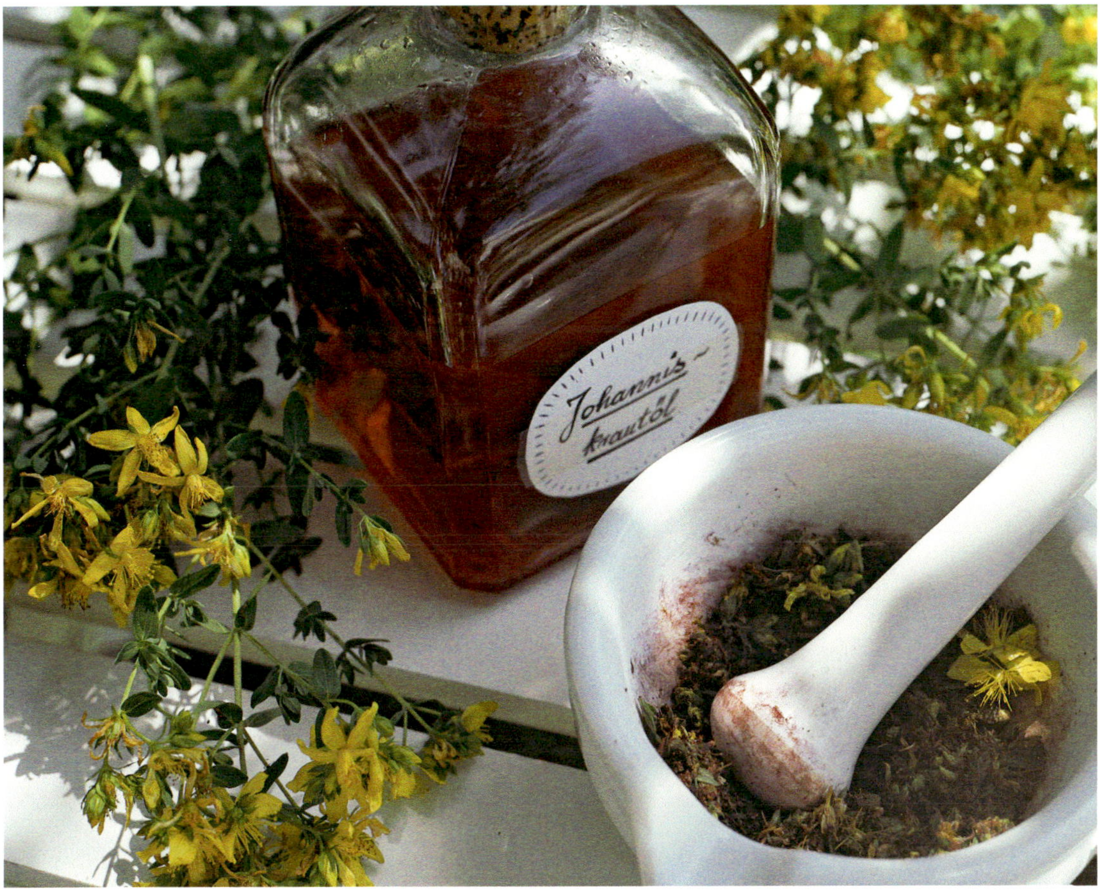

Johanniskrautöl zum Einreiben hilft bei Traurigkeit. Beim Zerstoßen werden die Johanniskraut-Knospen und -Blüten rot. Sie sind auch für die rote Färbung des Öls verantwortlich.

Magen und Darm

Viele Krankheiten kommen vom Darm. Ich nenne da Asthma, Migräne, Hautprobleme. Reinigen Sie ihn immer wieder, achten Sie auf eine gute und ausgewogene Ernährung mit frischem Gemüse und Obst. Außerdem empfehle ich, Produkte aus vollem Korn zu bevorzugen, zum Beispiel bei Vollkornbrot.

Bitte beachten Sie auch, dass der Magen seine schwächste Zeit von 19 bis 21 Uhr (Mitteleuropäische Zeit) hat. Daher sollte man einige Zeit vorher und währenddessen nicht oder nur wenig und nicht Schweres zu sich nehmen.

Wer dem Darm etwas Gutes tun will, der sollte Karottenbrei aus geraspelten rohen Möhren (siehe Seite 44) essen und 6er® Tee trinken. Außerdem liebt der Magen schon etwas eingeschrumpelte Äpfel, wie man Sie am Ende des Winters im Keller hat.

Die Zwiebel wirkt im Darm wie ein Schwamm. Sie nimmt die Giftstoffe mit sich hinaus und befreit ihn so von Ungesundem. Auch der Bärlauch reinigt den Magen und den Darm.

Mundgeruch

Mundgeruch kommt fast immer vom Magen. Wenn er geheilt wird, zum Beispiel mit Salbei oder Kartoffelwasser (siehe Seite 34f), dann verschwindet der Geruch von ganz alleine. Auch Retterspitz® Innerlich hat sich bewährt.

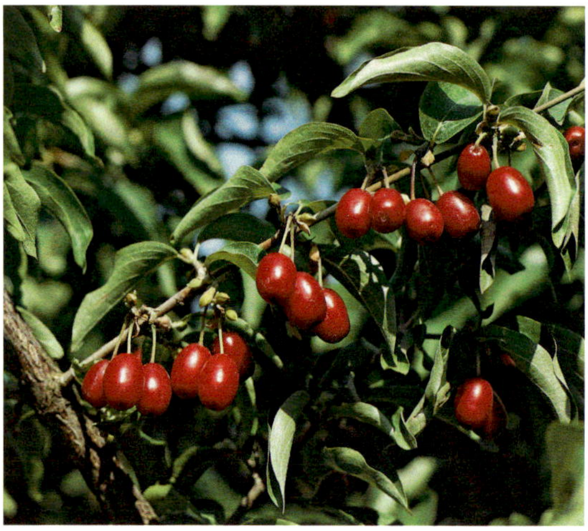

Kornelkirschen empfehle ich bei Durchfall.

Sodbrennen

Sodbrennen kann in vielen Fällen leicht vermieden werden. Es kommt, weil der Mensch zu faul zum Kauen ist. Ein Bissen gehört mindestens 25-mal gekaut. Gerade bestätigte mir eine Frau, deren Mann mich wegen Sodbrennens aufsuchte: „Der haut die Brocken runter wie ein Hund“. Bitte lassen Sie sich zum Essen Zeit. Nicht nebenbei lesen oder gar fernsehen. Das Essen ist eine der wichtigsten Tätigkeiten des Tages und sollte nicht nebenbei im Stehen oder Laufen stattfinden.

Magenprobleme

Wenn Sie mit dem Magen etwas Probleme haben, dann trinken Sie niemals Kamilletee. Salbeitee ist günstig oder Salbeiblätter kauen. Außerdem hilft Kartoffelwasser morgens zu trinken. Reiben Sie dazu eine mittelgroße Kartoffel und pressen Sie den Saft aus. Trinken Sie den Saft morgens vor dem Frühstück.

Aus grünen Walnüssen und Wacholderbeeren kann man einen Magenbitter herstellen, der besser hilft als viele gekaufte. Das genaue Rezept finden Sie auf Seite 55.

Nie beim Fernsehen essen.

„Sehr geehrte Frau Aschenbrenner, ich litt 30 Jahre lang an chronischen Magenbeschwerden. Kein Arzt konnte helfen. Erst als ich in Ihrem Buch las, dass Kamillentee die Schleimhäute trocken macht, setzte ich den Kamilletee ab und mir ward geholfen. Vielen Dank.“ … Renate Preisinger

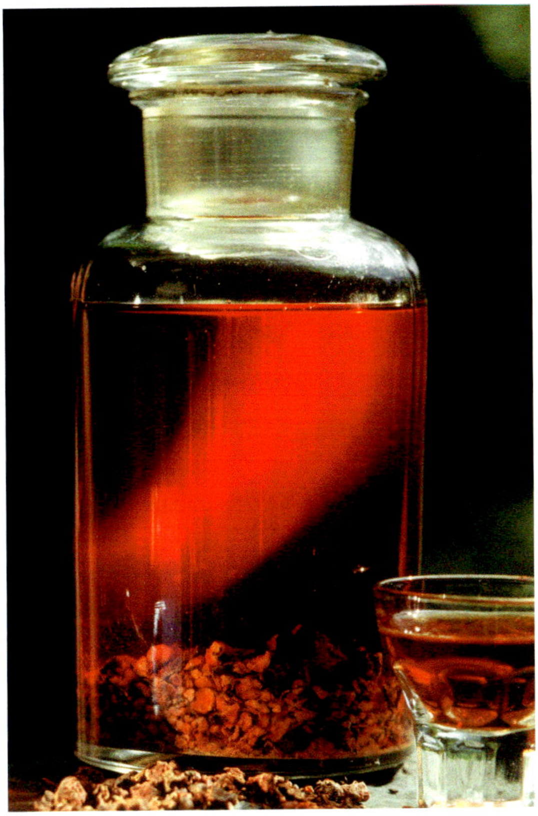

Blutwurztinktur hilft den Darm zu heilen.

Schluckauf

Nehmen Sie einen halben Löffel Zucker. Gießen Sie ihn mit Essig auf. Dann auf einmal schlucken. Sie können auch auf ein paar Gewürznelken herumkauen.

Blähungen

Blähungen können auch von der Galle kommen. Versorgen Sie diese mit genügend Bitterstoffen, dann hören die Blähungen oft von alleine auf. Bitterstoffe sind in Löwenzahn (siehe Seite 40f), aber auch in Ruccola, der sehr gut in fast jeden Salat passt. Oder probieren Sie es mit Endivien oder Chicorée. Lässt man den Salat im warmen Wasser liegen, waschen die Bitterstoffe aus. Die müssen aber drin bleiben!

Darmbluten, Morbus Crohn

Versuchen Sie es mit Blutwurztinktur. Ich habe das auf Seite 16 beschrieben. Achten Sie auch auf eine ausgewogene Ernährung. Meine Empfehlung: Trinken Sie keine süße Limonade oder Cola. Und gehen Sie zum Arzt.

Durchfall

Lassen Sie den Durchfall am Anfang zu. Die Giftstoffe müssen erst einmal aus dem Körper heraus. Dann können Sie es mit Blutwurztinktur (siehe Seite 16f) versuchen. Nehmen Sie

---

„Sehr geehrte Frau Aschenbrenner!" … „dann die „Diagnose Darmpilz."… „bekam dann die Medikamente" … „Mir ging es dann wieder besser. Sobald die Kur mit den Medikamenten beendet war, ging alles wieder von vorne los. Koliken, Erbrechen." … „Gespräche mit Selbstbetroffenen und Austausch von Medikamenten für kurze Zeit Besserung, dann war alles wieder beim Alten. Ich war oft sehr verzweifelt und traurig. Dann fiel mir Ihre Name ein, ich hatte Sie beim Pfarrer Fliege gesehen. Nach langem hin und her, habe ich den Mut gefasst und bei Ihnen angerufen. Sie gaben mir gute Vorschläge, die ich alle befolgte, „bis auf die gelben Rüben." Und siehe es besserte sich von Woche zu Woche. Und nach 12 Wochen bin ich wie neugeboren. Es gluckert zwar noch ab und zu im Darm, aber alle Schmerzen sind verschwunden. Ihr 6er Tee sowie der Wintertee, Retterspitz und Ihre guten Sachen aus der Schmankerlküche haben mich wieder gesund gemacht. Liebe Frau Aschenbrenner, ich möchte mich bei Ihnen nochmals recht herzlich bedanken. Und ich hoffe, dass Sie uns noch recht lang erhalten bleiben."…

auch Kornelkirschen. Vier bis fünf Stück jeden Tag, die Kerne werden ausgespuckt. Es ist ganz wichtig, dass Sie viel trinken, da Sie durch den Durchfall viel Wasser verlieren. Auch Quitte gekocht oder gebraten hilft.

Der Darm muss nach einem Durchfall wieder aufgebaut werden. Dabei hilft Hirse essen und Salbeitee trinken. Außerdem habe ich mit Heilerde gute Erfahrung.

Verstopfung

Die Verstopfung ist ein Problem der heutigen Zeit. Viele Menschen leiden sehr darunter. Aber das muss nicht sein. Wichtig ist in erster Linie ein gesunde Ernährung und Lebensweise.

Immer wieder kamen Menschen zu mir, die seit Jahren unter schlimmer Verstopfung leiden. Sie haben viele Medikamente verordnet bekommen und trotzdem geht es schon monatelang nicht mehr ohne richtige Abführmittel. Es gibt ein einfaches Mittel, was sich schon hundertmal bewährt hat. Sie können es unten an den Fotos sehen.

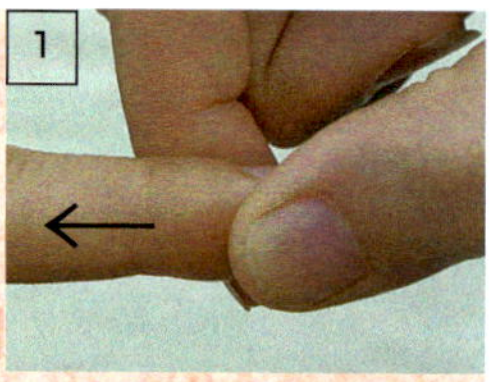

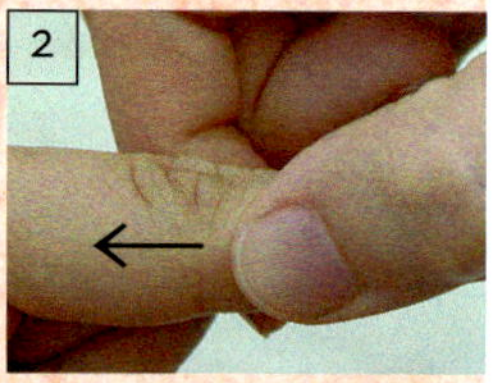

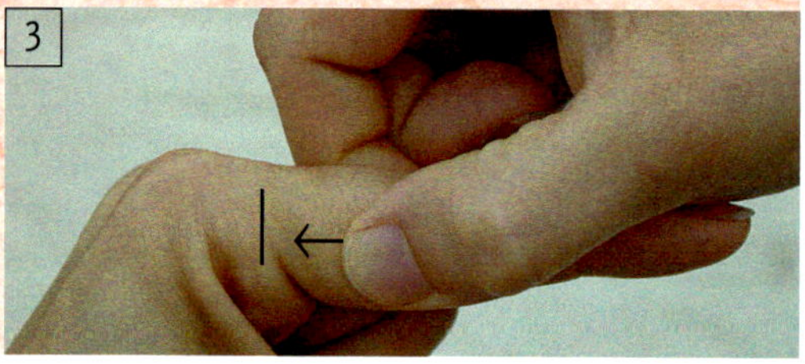

Akupressur bei Verstopfung

Daumen und Zeigefinger der rechten Hand „massieren" den Zeigefinger der linken Hand von der Fingerkuppe bis zur Wurzel. Oft wiederholen.

Immer wieder: Haben Sie Geduld. Machen Sie diese Fingerpressur immer wieder über den Tag verteilt bis zu 100 Mal. Einer meiner Seminarteilnehmerinnen empfahl ich die Übung, bevor das Seminar begann. Während der ganzen Vortragszeit in Abständen machte sie die beschriebenen „Fingerübungen". Und noch bevor ich endete, hatte sie den Raum bereits dreimal Richtung Toilette verlassen.

Außerdem hilft es, ein Glas lauwarmes Wasser morgens auf nüchternen Magen zu trinken. Oder weichen Sie abends zwei bis drei getrocknete Feigen ein, trinken Sie dann nüchtern das Feigenwasser und essen Sie die Feigen vor dem Frühstück. Hilfreich kann auch Edelweiß-Milchzucker aus der Apotheke sein. Außerdem helfen rohe Möhren. Raspeln Sie pro Tag zwei bis drei rohe Karotten und essen Sie diese mit ein paar Tropfen Sahne oder Öl vermischt über den Tag verteilt.

Äpfel helfen der Verdauung. Ebenso Apfelessig. Einen Zentimeter in ein Glas geben und mit Wasser auffüllen. Zum Essen einmal täglich trinken.

Und Sauerkraut ist zu empfehlen. Bei manchen Menschen hilft es, wenn sie vor dem Frühstück drei oder vier Gabeln Sauerkraut essen.

Haben Sie Geduld. Je länger die Verstopfung schon andauert, desto länger dauert es in der Regel, bis sich alles wieder normalisiert hat. Geben Sie bitte nicht auf. Mit der Zeit ist es ganz sicher, dass Sie wieder regelmäßig und ohne Hilfsmittel Stuhlgang haben werden. Noch etwas zum Schluss: Wenn Sie Sennesblätter zur Abführung nehmen, tun Sie das höchstens einmal in drei Wochen.

Abnehmen

„Sehr geehrte Frau Aschenbrenner!
„Meine Mutter hat die Pflegestufe 3 (Alzheimer) und hatte, da sie Gallensteine hat, laufend Verdauungsbeschwerden. Sie lag im Krankenhaus und ihr wurden die Gallensteine aus dem Gallengang entfernt." …
„Nun, als sie dann wieder zu Hause war, ging die schlimme Zeit los. Sie konnte zeitweise bis zu 12 Tagen nicht auf Toilette gehen. Während dieser Zeit war sie furchtbar unruhig. Ich war mit ihr bei drei Ärzten, jeder verschrieb nur ein Abführmittel, zwar meistens auf pflanzl. Basis, aber wenn die Wirkung einsetzte, war es wirklich schlimm." …
„Nun gaben Sie mir so wundervolle Ratschläge, wie Milchzucker, Fingerreiben, Feigen aufgeweicht usw. Und wirklich alle diese Sachen wirkten wunderbar. Heute brauche ich für einen regelmäßigen Stuhlgang bei meiner Mutter nur noch tägl. Edelweiß-Milchzucker." …

Annerose Lasch

Darmpilz
Wenn Sie unter dem Darmpilz leiden, dann können Sie die verschiedensten Symptome haben. Neurodermitis zum Beispiel könnte mit diesem Pilz zusammenhängen. Wird man ihn los, verschwinden auch die Hautprobleme. Ich empfehle den Brei aus rohen Karotten (Seite 44), meinen 6er® Tee (einen Liter pro Tag) und drei bis vier Spitzwegerich-Blätter täglich essen. Es gibt auch eine spezielle Akupressur. Sie können sie an den Fotos nachvollziehen. Bitte diese „Massage" täglich oft durchführen. Der Darm muss zum Schluss wieder aufgebaut werden – mit Hirse, Esskastanien, Salbeitee oder Heilerde.
Um es gleich zu sagen: Von Fastenkuren halte ich nichts, auch nicht von Heilfasten. Da

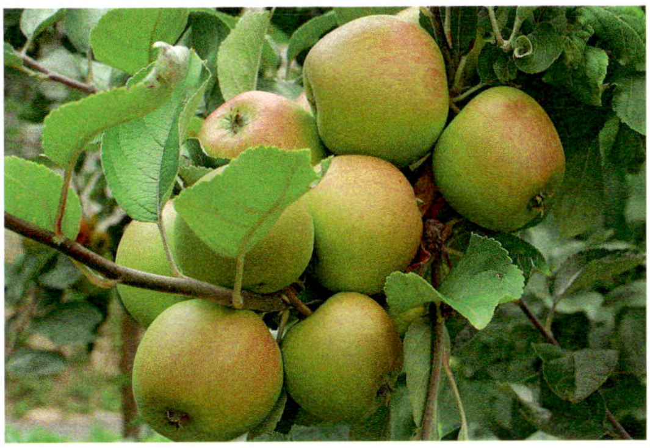

Beim Abnehmen helfen frische Äpfel.

kommt der Körper so durcheinander. Das kann ein-, zweimal, auch vier- oder fünfmal gut gehen, aber es kann auch an die Substanz gehen.

Immer wieder werde ich gefragt: Wie bringe ich den Ring um die Hüften weg? Dann rate ich zum Mittagessen ein Glas mit Apfelessig neben den Teller zu stellen. Ein Zentimeter guten Apfelessig ins Glas und mit Wasser auffüllen. Nehmen Sie alle paar Bissen einen Schluck davon. Die Speisen werden dadurch anders verdaut. Außerdem empfehle ich einen Liter 6er® Tee pro Tag. Und natürlich muss man zu einer gesunden Ernährung mit viel Obst und Gemüse kommen. Lassen Sie Süßigkeiten und fette Speisen weg. Das mag am Anfang schwer sein, aber schon nach ein paar Tagen werden Sie feststellen, dass Ihr Körper dankbar und froh die neuen Speisen annimmt und das Verlangen nach dem ungesunden Essen nachlässt. Man muss den Darm einfach erziehen.
Zwei Worte: Überwinde dich. Tragen Sie nichts Unnötiges nach Hause oder stellen Sie eine Sparbüchse auf. Schenken Sie sich etwas Gescheites. Und vergessen Sie nicht, beim Abnehmen dem Körper zusätzlich Mineralien zuzuführen, zum Beispiel durch MINACTIV®.

Schlafen

Guter Schlaf ist für Gesundheit und Wohlbefinden unerlässlich. Die Hauptprobleme liegen im Einschlafen und im Durchschlafen. Beides sind völlig verschiedene Dinge und müssen auch unterschiedlich behandelt werden.

Wenn Sie nicht einschlafen können, dann hilft mein Labkrautkranz. Sammeln Sie die oberirdischen Teile einiger Labkrautpflanzen *(Galium verum)*. Flechten Sie daraus einen Kranz, wie das rechts in den Bildern gezeigt wird. Legen Sie diesen Kranz unter Ihr Bett. Das hilft nicht nur beim Einschlafen, sondern er soll auch Strahlen abhalten. Auch ein Rosenquarzbrocken unterm Bett hilft.

Wenn Sie morgens aufwachen und Ihnen tut alles weh, kann es auch daran liegen, dass der Bettkasten bis zum Boden geht. Achten Sie darauf, dass zwischen Bettkasten beziehungsweise Bettgestell und dem Fußboden immer ein Spalt von 20 bis 30 cm bleibt, damit die Luft zirkulieren kann, denn der Mensch verliert 0,4 Liter Flüssigkeit in der Nacht.

Aus Gemeinem Hornklee *(Lotus corniculatus)*, auch Gewöhnlicher Hornklee genannt, kann man einen Tee kochen, der gegen Schlaflosigkeit hilft. Diese Pflanze schneiden Sie mit dem Stiel ab und zwar, wenn sie blüht. Die Blüte muss mit dabei sein. Bitte nicht herausreißen! Nehmen Sie immer eine Schere oder ein Messer mit. Einen Esslöffel vom frischen oder einen Teelöffel vom getrockneten Gemeinen (Gewöhnlichen) Hornklee in kochendes Wasser geben, ganz kurz ankochen – nur „blubb, blubb, blubb". Zugedeckt etwa zehn Minuten ziehen lassen. Trinken Sie den Tee schluckweise eine halbe Stunde vor dem Zubettgehen. Um Verwechslungen zu vermeiden, kauft man Hornklee am besten in der Apotheke.

Wenn Sie Probleme mit dem Durchschlafen haben, dann kann das mit Problemen bestimmter Organe zusammenhängen. Wer zwischen ein und drei Uhr regelmäßig aufwacht, der könnte Leberprobleme haben, zwischen drei und fünf Uhr betrifft das die Lunge.

Es muss natürlich nichts Schlimmes sein, aber man sollte sich darum kümmern.

Ein Kranz aus Labkraut hilft Ihnen, gut einzuschlafen.

Sammeln Sie einige Labkrautpflanzen. Schneiden Sie sie vorsichtig ab und flechten Sie daraus einen Kranz, indem Sie die einzelnen Pflanzen miteinander verdrehen. Fertig. Legen Sie den Kranz unter Ihr Bett. Das hilft nicht nur beim Einschlafen, sondern soll auch Strahlen abhalten.

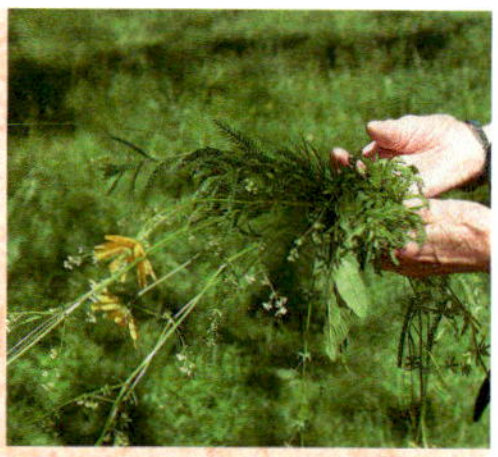

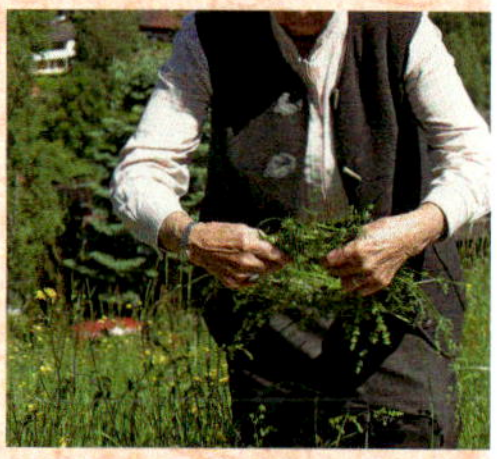

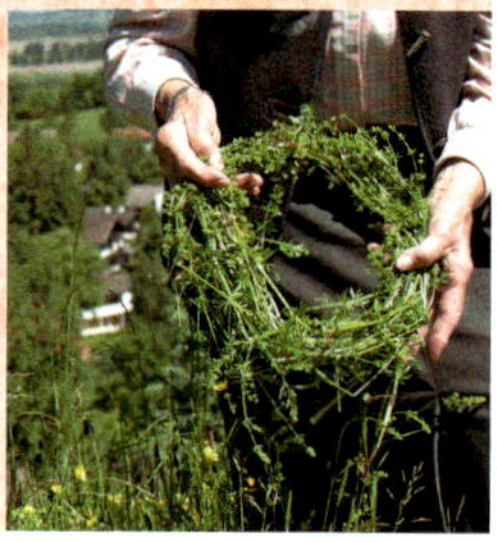

Einschlaf-Mandelmilch

Geben Sie einen Esslöffel geriebene süße Mandeln in ein Glas. Wärmen Sie ein Glas Milch an und geben Sie sie in das Glas mit den Mandeln. Nun einen Teelöffel Honig einrühren. Eine Stunde vor dem Schlafen auslöffeln und langsam genießen.

Weitere Probleme von A bis Z

Altershautjucken

Mit zunehmendem Alter kann man ein furchtbares Hautjucken entwickeln. Das kann so schlimm sein, dass man es fast gar nicht mehr aushalten kann. Es könnte von der Leber kommen, zum Beispiel durch die Einnahme von Medikamenten, oder durch zu wenig Salz im Essen. Wenn es von der Leber kommt, dann sollte man die Leber reinigen. Ich empfehle Quark essen, Mariendisteltee oder Mariendistelkapseln nehmen, Bärlapptee trinken, und sehr viel Senf essen. Die Leber kann sich dann wieder regenerieren und ich konnte immer wieder feststellen, dass dann auch das Jucken aufhörte. Äußerlich kann man Wollfettsalbe aus der Apotheke nehmen. Ich rate auch gerne zu Johanniskrautöl äußerlich auf die Haut zu geben, wenn sie sehr trocken ist.

Ängste

Einige meiner „Patienten“ haben gute Erfahrungen mit dem „Angststein“ gemacht. Dieser Stein ist ein Chalcedon. Stellen Sie sich auf Ihren Nachttisch ein Glas mit Wasser. Über Nacht kommt der Stein in dieses Wasserglas. Am nächsten Morgen herausnehmen, abtrocknen, anhauchen, ablecken und einfach in die Hosentasche stecken. Dieses Ritual wird jeden Tag wiederholt. Kaufen Sie sich einen flachen Stein, dann passt er in noch so schmale und kleine Taschen. Er hilft auch bei Prüfungen und Examen.

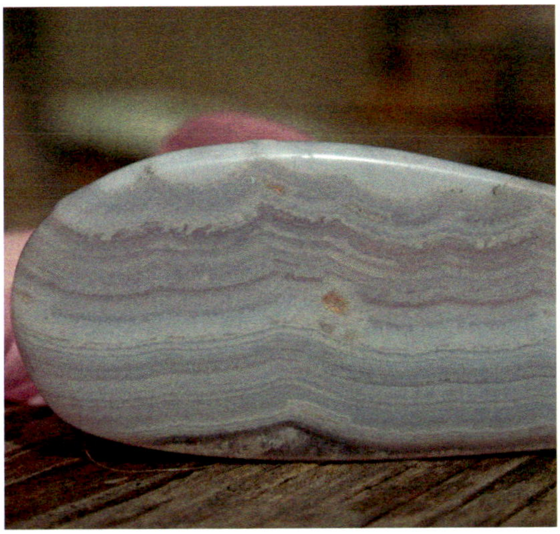

Ein Chalcedon, den man auch „Angststein“ nennt. Man trägt ihn in der Hosentasche, daher sollte er so flach, wie der auf dem Bild sein.

Augen

Für die Augen empfehle ich, jeden Tag Möhren zu essen. Zwei bis drei Stück über den Tag verteilt, am besten geraspelt und mit Öl vermischt. Bei Problemen mit der Bindehaut kann man Augentrosttee trinken.

Für den Augendruck hat sich Ebereschentinktur bewährt. Täglich nimmt man davon einen Teelöffel (siehe Seite 20f).

Bettnässen

Bei diesem Problem kann man es mit folgenden Tipps probieren.

Man sollte Naturreis essen und nach 16 Uhr nichts mehr trinken. Vorher natürlich umso mehr, damit man genügend Flüssigkeit pro Tag zu sich genommen hat. Schlafen Sie in Seitenlage. Dazu können Sie sich zum Beispiel ein Kissen so in den Rücken legen oder ein Tuch auf den Rücken verknoten, dass Sie auch in Seitenlage bleiben.

Starke Behaarung bei Frauen

Bei diesem Problem ist meistens auch die Niere beteiligt. Entgiften Sie mit Buttermilch, Petersilie, Goldrute und Zinnkraut – wie auf Seite 62 beschrieben.

Trinken Sie viel. Die Niere muss ständig gespült werden.

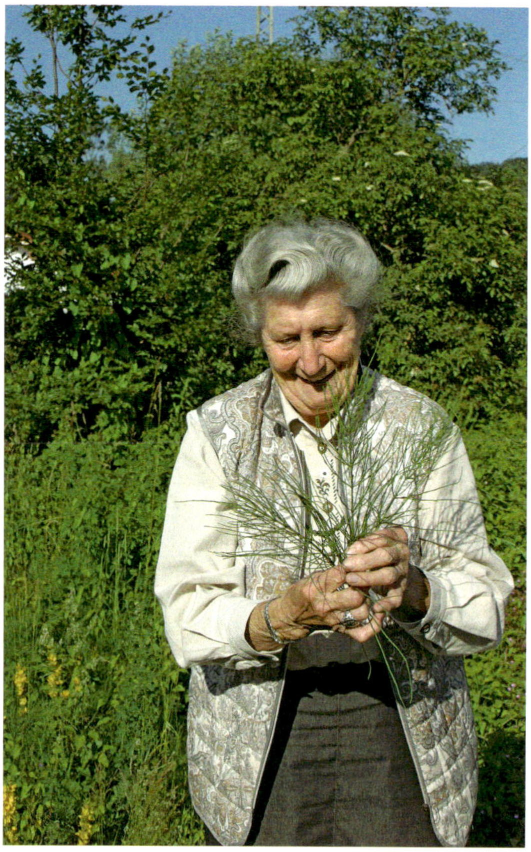

Zinnkraut empfehle ich bei starker Behaarung bei Frauen (siehe Seite 79). Lassen Sie immer den unteren Teil der Pflanze stehen und nehmen Sie nur die oberen zwei Drittel.

Durchblutungsstörungen

Leiden Sie in den Beinen an Durchblutungsstörungen, dann helfen tägliche Fußbäder mit Blättern und der Wurzel des Gewöhnlichen Beinwells. Reiben Sie danach die Füße und Beine mit Johanniskrautöl ein. Wiederholen Sie die Fußbäder so lange, bis wieder „Leben" in die Beine kommt.

Auch Ginkgo empfehle ich immer wieder, wenn man insgesamt unter Durchblutungsstörungen leidet. Fragen Sie nach den Präparaten in der Apotheke.

Offene Beine

„Sehr geehrte Frau Aschenbrenner", ... „ihm wurde vor 20 Jahren ein Bein wegen Durchblutungsstörungen amputiert. Schon damals zeichneten sich offene Wunden im Unterbereich des verbliebenen Beines ab, die im Laufe der Zeit größer und tiefer wurden. Trotz jahrelanger Behandlung mit Salben und Tinkturen, durch die unterschiedlichsten Ärzte, konnten diese offenen Stellen nicht geheilt werden." ... „nach von Ihnen erteilten Angaben behandelt. Die innere und äußere Behandlung erfolgte mit Beinwell, MinAktiv, Jebonin forte, Wob-Enzyme, Karottenbrei, Retterspitz und Sechser Tee." ... „waren die Wunden nach etwa sechs Wochen bestens verheilt. Deshalb noch einmal recht herzlichen Dank" ...

Robert Heinl

Hühneraugen

Bei Hühneraugen habe ich gute Erfahrungen mit folgender Behandlung: Nehmen Sie ein Kernseifen-Fußbad. Dazu etwas Kernseife raspeln und in warmem Wasser auflösen. Nach zehn Minuten die Füße abtrocknen, ein Harzkügelchen von Fichte oder Kiefer auf das Hüh-

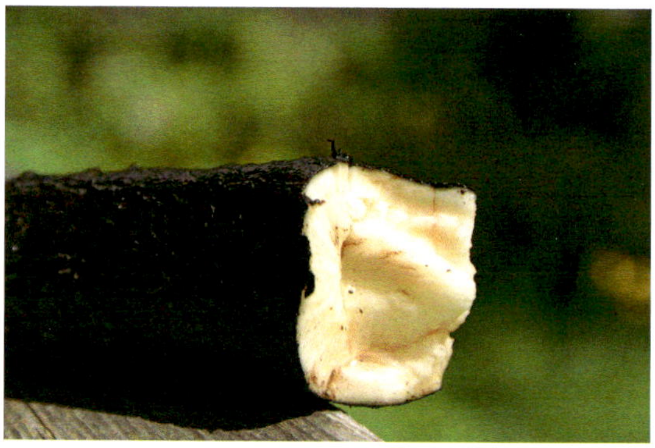

Das ist die Wurzel des Gewöhnlichen Beinwells.

nerauge drücken und mit einem Hühneraugenpflaster befestigen. Nach zwei Tagen können Sie das Hühnerauge herausschälen.

Galle

Wenn Sie Gallenprobleme haben, dann fehlen Bitterstoffe. Übrigens können ständige Blähungen auf die Galle hinweisen. Wenn Sie genug Bitterstoffe zu sich nehmen, verschwindet das Problem oft von allein. Bitterstoffe haben wir im Löwenzahn, Chicorée, Endiviensalat, Ruccola und in meinem 6er® Tee. Bärlauch dagegen reinigt die Galle.

„Liebe Frau Aschenbrenner! Anfang des Jahres sah ich verschiedene Sendungen von Fliege in welcher Sie anwesend waren. Sie sagten, dass man frische Löwenzahnstängel täglich essen sollte, damit wenn man Steine in der Galle hat, diese langsam verschwinden. Ich habe mich untersuchen lassen (Febr. 2002) u. ich sah gr. + kl. Steine. Als der erste Löwenzahn raus kam, aß ich 10 Stängel pro Tag. Nach dieser Kur von mehreren Monaten u. mit Ihrem 6er Tee sind bei der jetzigen Untersuchung (Aug. 2002) alle kleinen Steine weg, nur der große Stein ist noch zu sehen.“ ...

Karin Schlick

Hexenschuss

Nehmen Sie eine Jaspisplatte. Sie bekommen diese Platte in Geschäften für Esoterik-Bedarf oder auf der Dult (woanders nennt man das Trödlermarkt oder Kirmes). Legen Sie sie auf die entsprechende Stelle und kleben Sie sie mit einem ABC-Pflaster über Nacht fest. In der Frühe ziehen Sie den Stein heraus und neutralisieren Sie ihn unter einem Wasserstrahl. Das

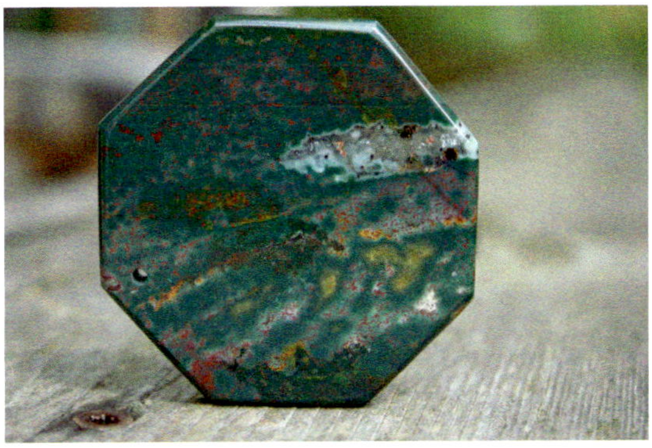

Das ist meine Jaspisplatte, die mir beim Hexenschuss schon oft geholfen hat.

geht ganz einfach. Legen Sie den Stein ins Waschbecken, direkt unter den Wasserstrahl. Drehen Sie den Wasserhahn ganz leicht auf und lassen Sie das Wasser erst zehn Minuten über die eine Seite und dann weitere zehn Minuten über die andere Seite laufen. Wenn die Sonne scheint, legen Sie den Stein noch einige Minuten an einen sonnigen Platz. Danach können Sie ihn wieder verwenden. Schieben Sie ihn zurück unter das ABC-Pflaster. Am nächsten Tag muss der Stein wieder neutralisiert werden.

Fuß- und Fingernägel

Wenn Sie gerne lange Fingernägel haben wollen, dann essen Sie Hirse. Auch Brennnessel hilft. Brüchige Nägel kommen oft von Mineralmangel. Neben Hirse und Brennnessel empfehle ich auch gerne MINACTIV® aus der Apotheke.

Nagelpilz ist leider ein weitverbreitetes Problem. Dieser Pilz muss unbedingt aus dem Körper raus. Ich empfehle Kernseifenbäder. Kernseife wird grob geraspelt und in warmem Wasser aufgelöst. Die Füße darin zehn Minuten lang baden. Danach mit der Nagelfeile abrippseln. Das kann auch wehtun. Zum Schluss Ballistol-Öl (Waffenöl) aus der Apotheke oder

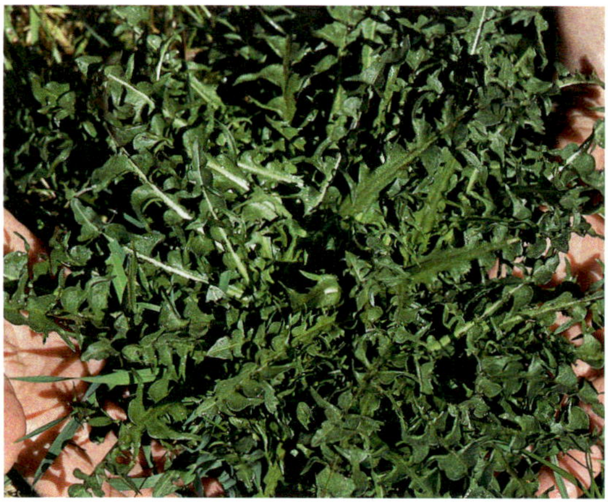

Sieht dieser Löwenzahn nicht wunderschön aus?

einem Waffengeschäft mit einem Watteohrstäbchen oder Pinsel auftragen. Das Fußbad wird täglich wiederholt. Sie können drei oder vier Tage das gleiche Wasser nehmen, was Sie immer wieder erwärmen.

Kinderwunsch

Immer wieder kommen Pärchen zu mir, die sich so sehr ein Kind wünschen und es will einfach nicht kommen. Ich empfehle in diesem Fall, es mit Tee aus dem Stinkenden Storchschnabel (*Geranium robertianum*) zu versuchen. Beide Partner trinken täglich eine Tasse Tee, die aus je zwei Teelöffeln getrocknetem Kraut gebrüht wurden. Man sollte außerdem Weizenkeime und Fischrogen essen. Fahren Sie in Urlaub, was auch zu einem Schlafplatzwechsel führt. Und mein Tipp: Die Frau sollte keine hohen Absätze tragen!

Krebs

Bei Krebs müssen Sie sich natürlich in ärztliche Obhut begeben. Mir haben Krebspatienten berichtet, dass sie zusätzlich 6er® Tee trinken, um die Heilung zu unterstützen. Bei dieser Krankheit können sie ihn dauerhaft trinken. Er führt zu besseren Blutwerten und damit gibt man seinem Körper Kraft, um die Krankheit zu überwinden. Außerdem können Sie jeden Tag drei Teelöffel eines guten Honigs langsam im Mund zergehen lassen. Und ich empfehle: Essen Sie täglich drei süße Mandeln eine Stunde vor dem Essen. Hilfreich ist es auch, viel Rote Bete, Kürbisfleisch, Brokkoli und anderes grünes Gemüse zu essen.

Leber

Die Leber tut nicht weh, daher merkt man oft lange Zeit nicht, wenn sie Hilfe braucht.
Quark, Senf, Mariendistel (Kapseln) oder Bärlapptee helfen, damit kann die Leber regenerieren. Löwenzahn steigert die Lebertätigkeit.
Ich bin übrigens nicht völlig gegen Alkohol eingestellt. Er ist auch in der Medizin. Aber zu viel darf es halt nicht sein und regelmäßig darf man Alkohol auch nicht trinken. Ich treffe immer wieder Menschen, die keinen Alkohol trinken und trotzdem Leberprobleme haben. Die Beschaffenheit jedes Körpers ist eben anders.

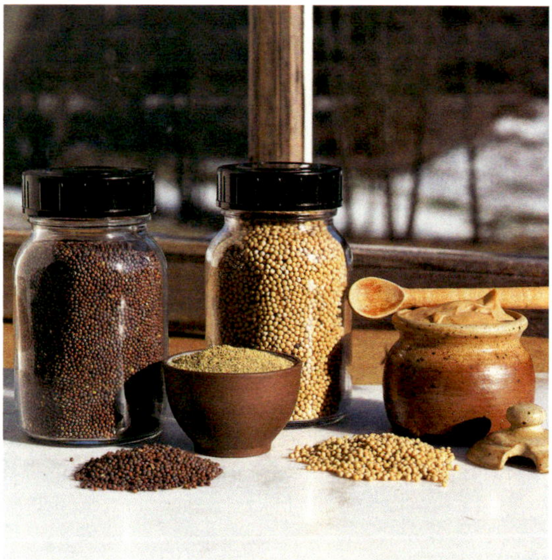

Senf hilft der Leber, dass sie sich regenieren kann.

Männerprobleme

Wir reden immer von den Wechseljahren der Frau. Auch Männer müssen eine solche Umstellung mitmachen. Plötzlich entwickeln sie Minderwertigkeitskomplexe oder die Potenz leidet. Und auch Männer unterliegen einem 28-Tage-Rhythmus. Viele Männer haben Prostatabeschwerden, die sich meistens mit einem vermehrten Harndrang bemerkbar machen. Ich empfehle dafür Zinnkrauttee, der auch für die Harnleiter gut ist. Trinken Sie ihn bei abnehmendem Mond, denn alles, was aus dem Körper raus soll, muss bei abnehmendem Mond behandelt werden.

Dass Kürbiskerne beim Prostataheilen helfen, wissen die meisten Männer. Aber nicht nur die Kerne nehmen, sondern auch das Kürbisfleisch bringt Erleichterung. Außerdem rate ich zu Tee aus dem Kleinblütigen Weidenröschen. Auch kann man nach dem Frühstück den Saft einer Zitrone mit etwas Wasser zu sich nehmen.

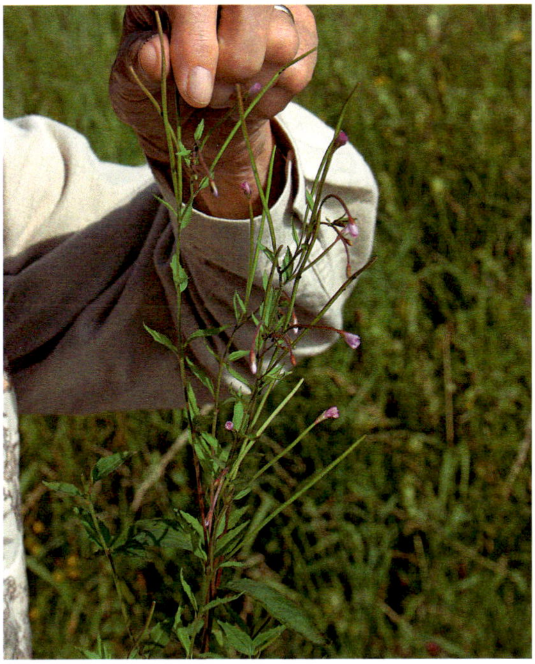

Kleinblütiges Weidenröschen kann bei Prostatabeschwerden helfen.

Viele Männer leiden unter Haarausfall. Das muss nicht sein. Ich habe meine Ratschläge dazu auf Seite 68f niedergeschrieben.

Migräne und Kopfschmerzen

Bei Migräne empfehle ich Heilerde, jeden Tag ein Löffelchen in Joghurt oder Saft eingerührt und den 6er® Tee (einen Liter pro Tag).

Bei hartnäckigen Kopfschmerzen könnte Ihnen die Zwiebel helfen. Schneiden Sie eine Zwiebel klein und geben Sie die Stückchen in ein großes Männertaschentuch. Legen Sie es sich ins Genick und ruhen Sie so einige Zeit aus.

Ödeme

Wer unter Ödemen und Wasseransammlungen leidet, der muss ausschwemmen. Sie können sechs Wochen lang den 6er® Tee trinken. Auch nur Brennnesseltee ist empfehlenswert, dann aber bitte nur drei Wochen. Außerdem ist Apfelessigwasser empfehlenswert. Geben Sie einen Zentimeter hoch guten Apfelessig in ein Glas und füllen Sie es mit Wasser auf. Einmal täglich trinken.

Während der Ausschwemmungsphase sollten Sie Mineralstoffe, zum Beispiel MINACTIV®, nehmen.

Ich will die Birke nicht vergessen. Birkenblättertee entwässert und entschlackt. Eine vierwöchige Frühjahrskur ist für jeden empfehlenswert (siehe Seite 14f).

Außerdem kann folgendes Rezept helfen: 50 Gramm Wacholderbeeren werden gequetscht und in einem Liter leichtem Tafelrotwein eine Minute gekocht. Vom Herd nehmen und 48 Stunden stehen lassen. Danach wird abgeseiht und abgefüllt. Davon trinkt man drei bis vier Schnapsgläschen voll pro Tag. **Man darf das**

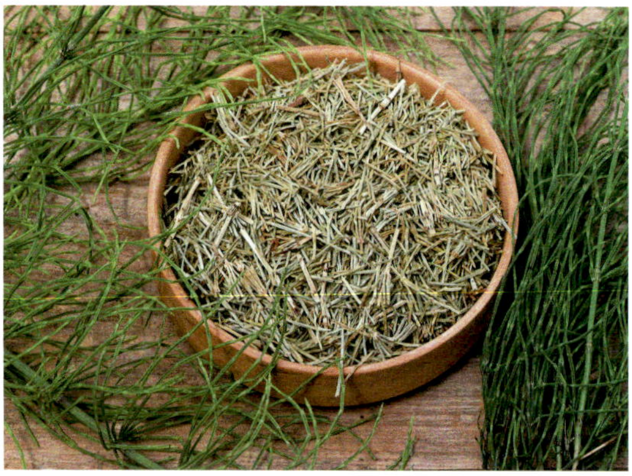

Zinnkraut oder Ackerschachtelhalm – getrocknet und frisch

nicht trinken, wenn man unter einer Nierenentzündung leidet oder schwanger ist.

Ohren

Wenn man dauernd Geräusche hört, obwohl die gar nicht vorhanden sind, dann nennt man das heute Tinnitus. Bei uns hieß es früher Ohrensausen. Dagegen empfehle ich eine bestimmte Akupressur. Drücken Sie beide Mittelfinger waagerecht in je ein Ohr. Dann schlucken. Bitte richtig drücken, nicht zu zaghaft zur Sache gehen. Wiederholen Sie das fünfmal hintereinander und das Ganze mehrmals täglich. Haben Sie Geduld. Eine Frau schrieb mir dazu Folgendes: ... „Vor knapp einem Jahr stellte der Ohrenarzt einen Stufentinnitus fest." ... „Ich müsse damit leben. Er verschrieb mir 10 Infusionen, nichts half." ... „Ich begann sofort mit der von Ihnen entwickelten Akupressur viele Male am Tag. Und es geschah ein Wunder. Nach vier, fünf Tagen hörte der Pfeifton auf. Ich war sehr, sehr glücklich und bin seitdem beschwerdefrei. Ich mache die Übung seitdem mehrere Male zur Vorbeugung und kaue besser die Mahlzeiten. Und kaue auch mehrmals mit leerem Mund. Was mir wichtig ist noch zu erwähnen. Fest daran glauben und sich immer wieder sagen – egal bei welcher Anwendung: Das hilft mir. Ich darf Ihnen tausendmal Danke sagen."

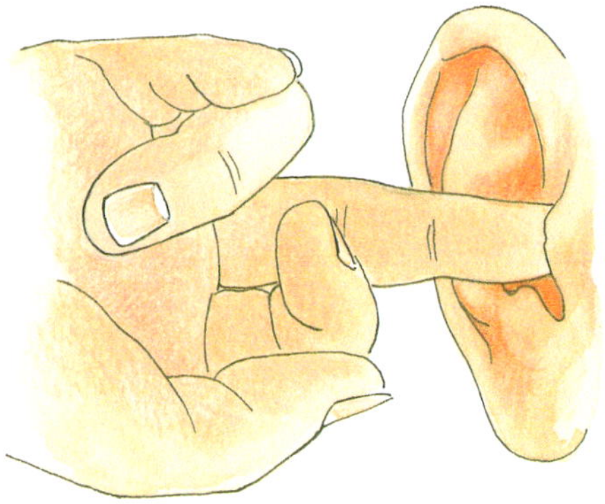

Diese Akupressur kann bei Ohrgeräuschen helfen. Beide Mittelfinger werden wie auf der Zeichnung gezeigt in je ein Ohr gedrückt. Nun schlucken. Fünfmal wiederholen und das Ganze mehrmals pro Tag.

Zur Besserung der Durchblutung des Innenohrs empfehle ich Tebonin®forte (Gingko) aus der Apotheke.

Bei Ohrenschmerzen hilft Spitzwegerich. Falten Sie ein Blatt dreifach und machen Sie es mit den Löffelstiel saftig, dann rollen. Vorsichtig ins Ohrloch stecken. Man kann diese Behandlung auch über Nacht machen.

Bei Mittelohrentzündung halte ich Johanniskrautöl für das beste Mittel. Geben Sie einen Tropfen in den Gehörgang. Zusätzlich in Retterspitz® Äusserlich getauchten Mull um die Ohrmuschel geben und alles mit einem auch in Retterspitz® Äusserlich getränkten und gefalteten Taschentuch abdecken. Nach einer halben Stunde lässt der Schmerz nach.

Es ist ganz wichtig, dass Sie bei einer Mittelohrentzündung zuerst zum Arzt gehen, bevor Sie es mit der beschriebenen Behandlung versuchen.

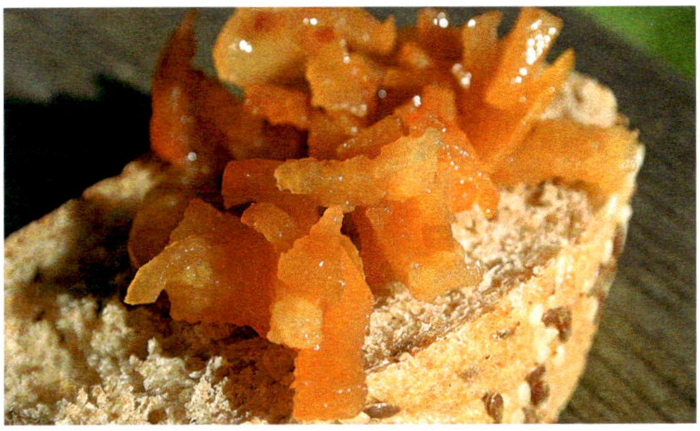

Quitte liebe ich sehr. Sie räumt mit den Giftstoffen im Körper auf. Das Rezept für diesen Brotaufstrich finden Sie auf Seite 46.

Rheuma und Gicht

Löwenzahn und die Hollerblüten vom Schwarzen Holunder helfen bei Rheuma, Birkenblätter empfehle ich bei Rheuma und Gicht. Quitte hilft bei Gicht. Bei gichtigen Anfällen kann man Kartoffeln roh aufreiben, mit heißem Wasser überbrühen und darin die betroffenen Glieder baden. Bitte niemals zu heiß – wegen der Entzündung!

Auch folgende Behandlung kann helfen: Baumwoll-Fingerhandschuhe aus der Apotheke werden in Urin oder Retterspitz® Äusserlich (ein Teil Wasser auf ein Teil Retterspitz® Äusserlich) getaucht und über Nacht angezogen. In der Nacht wird es zweimal erneuert, dazu muss man den Wecker stellen.

Schilddrüsen-Unterfunktion

Bei einer Unterfunktion der Schilddrüse empfehle ich Brunnenkresse, denn diese Pflanze verfügt über natürliches Jod. Außerdem helfen Algenpräparate und Kalium Jodatum (Schüßler-Salz, gibt es in der Apotheke).

Schrunden

Schrunden, das sind Einrisse an den Fingern oder an den Fersen im Sommer. Vielleicht heißen diese schmerzhaften Hautstellen mancherorts anders. Sie können sehr schlimm sein. Hier empfehle ich Kernseifenbäder und innerlich Petroleum D 30. Das sind Tabletten, die Sie in der Apotheke kaufen können. Man nimmt 2 x 2 am Tag.

Venen

Wenn die Beine zu jucken anfangen, dann kann das auf eine beginnende Venenentzündung hinweisen. Nassstrümpfe, die nachts zweimal erneuert werden müssen, helfen. Stellen Sie sich den Wecker! Nasse Strümpfe von Retterspitz® bekommen Sie in der Apotheke. Man kann auch nasse Tücher nehmen, die fest um die Beine gewickelt werden. Mit Binden und Frotteehandtüchern befestigen. Ich empfehle zusätzlich Arnika Globuli 5 x 8 für Erwachsene und Einreibungen mit der Ringelblumensalbe.

Warzen

Warzen werden von Viren verursacht. Schöllkraut *(Chelidonium majus)*, äußerlich angewendet, hilft bei Warzen. Bei Warzen an den Händen macht man erst ein Hand-Salzbad und betupft dann die Warzen mit dem Schöllkraut – am besten bei abnehmendem Mond. Auch der 6er® Tee hilft. Ein Hilfe suchendes Mädchen hatte den ganzen Bauch voller Warzen. Sie trank sechs Wochen lang den 6er® Tee und alle Warzen waren weg.

Lockere Zähne

Bei Parodontose und blutendem Zahnfleisch rate ich zu Blutwurztinktur. Sie können diese Mittel leicht selbst herstellen (siehe Seite 16). Ziehen Sie die Tinktur so lange wie möglich zwischen den Zähnen durch. Nicht aufgeben, auch wenn es weh tut. Mit Geduld kommt man hier zum Ziel.

Einige persönliche Worte

Wie bleibt man jung

Augenzwinkernd könnte ich jetzt sagen: mit Stress. Aber da ist auch etwas Wahres dran. Es muss aber ein positiver Stress sein. Wenn Sie anfangen, Ihre Hände in den Schoß zu legen und zu sagen, das kann ich nicht mehr und das auch nicht und das sollen doch die Jüngeren machen. Dann sind Sie bereits alt. Aber da muss man nicht hin und man muss auch dort nicht bleiben.

Als ich die Geburtstagskarten mit einer Acht vorn dran bekommen habe, dann hab ich gedacht, wem gehört jetzt das?

Alter ist für mich eine Zahl. Ich kann mich doch nicht hineinjammern. Ich fühle einen Auftrag und drum ist mein Befinden so gut. Jeder hat seinen Auftrag, aber viele können ihn nicht annehmen, erspüren ihn manchmal nicht einmal. Viele wollen ihren Auftrag auch nicht erkennen, weil das so bequem ist. Bequem in körperlicher und geistiger Hinsicht. Immer wieder sagen Leute zu mir: Mach es dir doch schön. Was gehen dich die anderen an. Nein, so denke ich nicht. Und ich meine, das hält sehr jung.

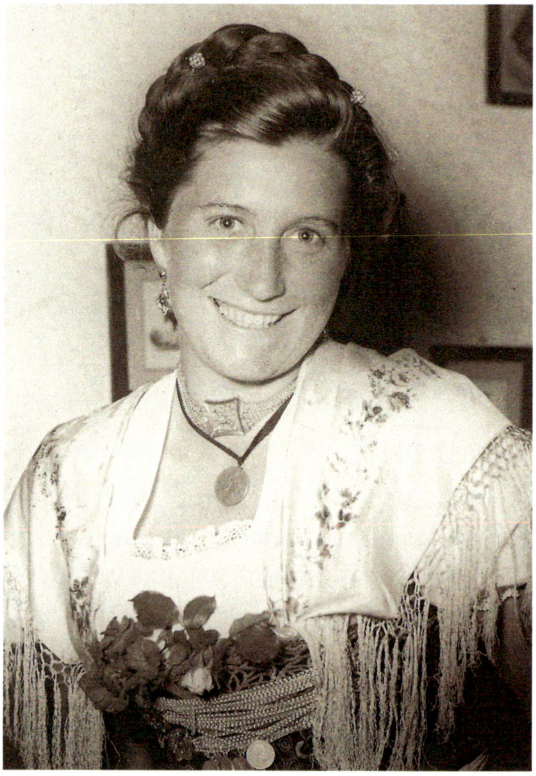

Im Trachtenverein mit 25 Jahren

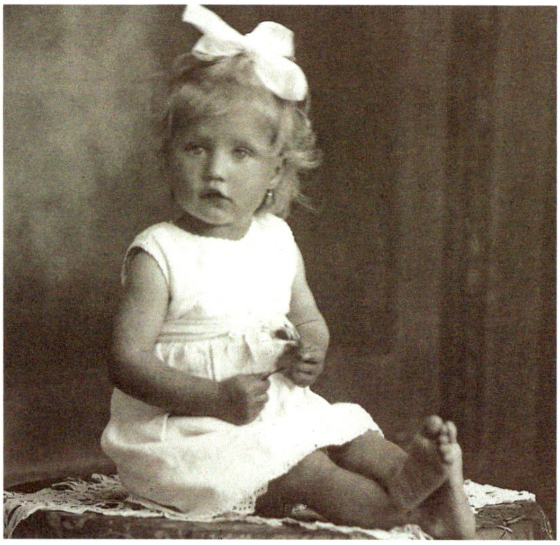

Zwischen den Bilder auf dieser Seite liegen jeweils etwa 25 Jahre. Oben mit anderthalb Jahren in Kochel beim Fotografen.

Sport – ja oder nein

Machen Sie den Sport, allen Sport, der Ihnen Spaß macht. Ich bin immer wieder auf den Berg gegangen, auch wenn wir so viel gearbeitet haben. Mein Sohn hatte meinem Mann und mir jeweils zum Fünfundsechzigsten ein Mountainbike geschenkt. Zuerst hab ich gedacht, das lern ich nicht mit diesen vielen Gängen. Das wollte ich aber nicht sagen. Am Anfang ist immer die Kette rausgesprungen, sodass mein Mann ganz grantig geworden ist. Da hab ich mir gesagt: So, das lerne ich. Und habe dann heimlich geübt. Und es hat geklappt.

Zum Schluss

Vor einigen Jahren traf ich einen Mann, der sagte: „Frau Aschenbrenner, Sie sind meine letzte Hoffnung. Mir ist meine Frau weggelaufen. Was soll ich tun, ich mag sie immer noch."
Mein Rat ist in diesem Fall: Loslassen, rar machen, beten und Geduld haben. Man muss warten können. Mit Gewalt kann man hier nichts erzwingen. Haben Sie Vertrauen in sich und die Zeit, denn die Zeit ändert auch die eigene Einstellung.

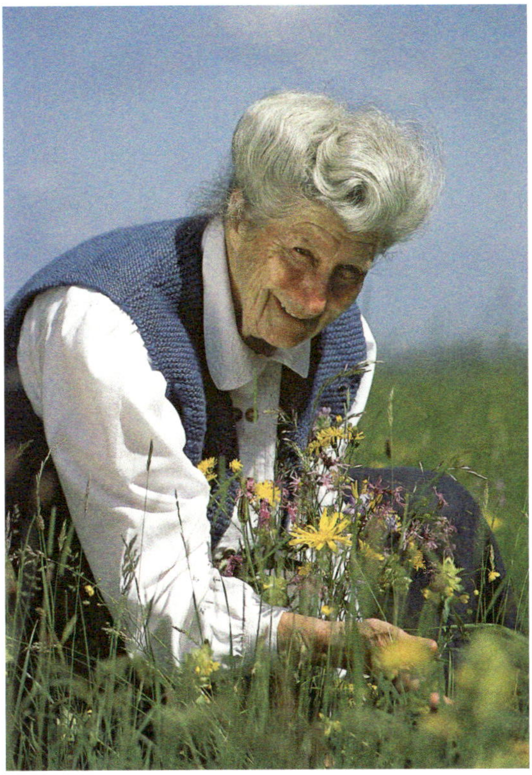

Das Foto machte mein Sohn im Jahr 2002.

Selbstbewusstsein ist etwas ganz Wichtiges. Man sollte alles unternehmen, damit man ein gesundes Selbstbewusstsein aufbauen kann. Und lassen Sie sich nicht von anderen beeinflussen. Sagen Sie sich öfter: Nein, nicht mit mir. Arbeiten Sie dagegen. Wenn man das tut, wird man wieder gesund.
Viele Krankheiten haben einen tieferen Sinn. Versuchen Sie, in Ihren Körper hineinzuhorchen und die Ursache zu finden.
Ohne Glaube geht es nicht. Das sag ich immer. Man muss nicht unbedingt einer Religion angehören, um ein tiefgläubiger Mensch zu sein. Ob man Buddhist, Moslem, Christ oder was auch immer ist, wir alle haben einen Gott. Wenn ein tiefverzweifelter Mensch bei mir anruft, dann ist mein erster Satz: Können Sie beten? Jeder hat seinen Schutzengel. Falten Sie die Hände und sprechen Sie zu Gott oder zu Ihrem Schutzengel beziehungsweise zum Schutzengel zum Beispiel Ihres Kindes. Und das können Sie an jedem Ort dieser Welt und zu jeder Zeit tun. Ich brauche nicht erst ein Kraut zu suchen oder zu kaufen. Sie können sich selbst sofort helfen. Probieren Sie es aus.

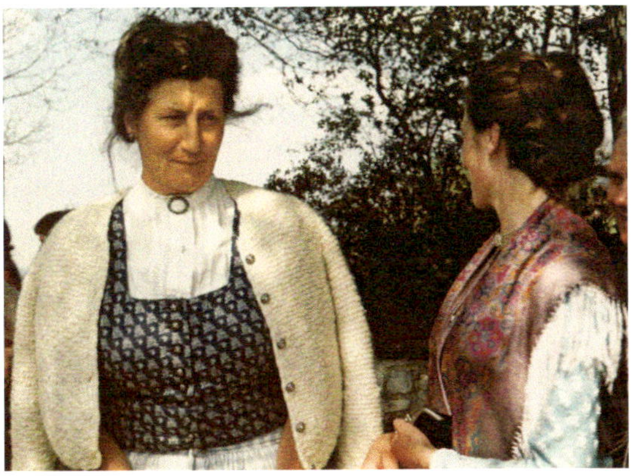

Auf einer Hochzeit im Jahre 1974

Anmerkung des Verlages:
Am 1. November 2013 ist Eva Aschenbrenner nach einem erfüllten Leben von uns gegangen.

Meine Tees, Salben und das Kräuterkissen

Meine Tees, den 6er® Tee, den Winter- und den Kaltwetter-Tee können Sie selbst mischen, aber es gibt sie auch schon fertig zu kaufen. Bestellungen an die Firma Herbaria Kräuterparadies GmbH, Hagnbergstr. 12, 83730 Fischbachau, Telefon 08028 – 905 720.

Mein patentierter 6er® Tee

Die 6er® Tee-Geschichte: Ich kann nicht sagen, wie es kam. Ich dachte, du solltest einen Tee entwickeln. Und habe einfach nachgedacht oder auch nicht. Ich habe es einfach aufgeschrieben. Und dann fragte ich in der Apotheke nach, ob sie mir den Tee mischen würden. Und das haben sie gemacht. Ich fragte die Apothekerin: „Könnten wir mal probieren, ob das geht.“

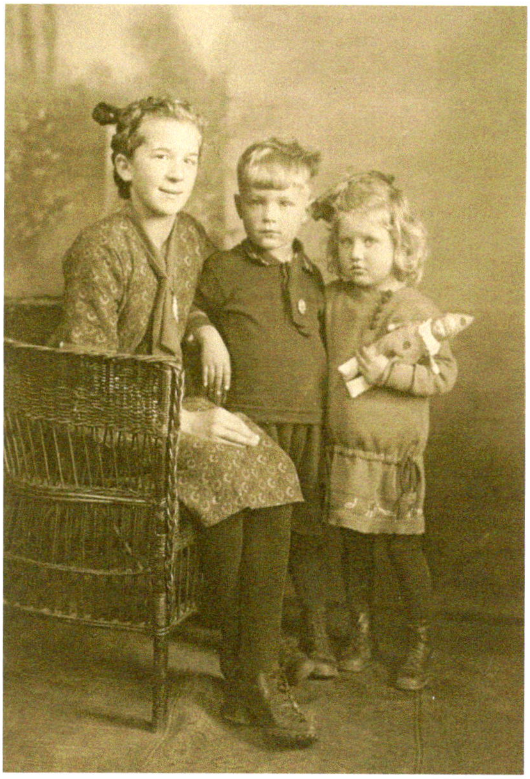

Erkennen Sie mich? Ich bin das Mädchen ganz rechts.

Sie meinte, freilich. Sie hatte noch Etiketten. Wir schrieben 6er-Tee nach Eva Aschenbrenner drauf. Und dann haben sie es probiert. Der verkaufte sich dann so gut. Daraufhin sagte die Apothekenhelferin: „Lassen Sie sich den Tee doch patentieren.“ Dann hat sie immer wieder nachgefragt. Und ich wollte das anfänglich nicht, weil ich auch gar nicht wusste wie. Aber sie ließ nicht locker. Der Dr. Stübinger hat mir dann den Antrag besorgt.

Der Tee besteht aus Birkenblättern, Brennnessel, Schafgarbe, Melisse, Ringelblume und Walnussblättern. Ich empfehle ihn über sechs Wochen lang zu trinken. Jeden Tag einen Liter, der mit vier gestrichenen Esslöffeln der Teemischung gebrüht wurde. Nach sechs Wochen sollten Sie eine Pause einlegen. Ich kenne mittlerweile auch viele Menschen, die ihn länger als eben diese sechs Wochen getrunken haben. Das kann man dann tun, wenn man krank ist, Gesunde wechseln nach diesen sechs Wochen. Aber diese Wochen reichen im Prinzip und man kann mit dem Wintertee oder dem Kaltwetter-Tee abwechseln.

Der 6er® Tee reinigt und entgiftet den Körper. Er schwemmt Ablagerungen aus den Gelenken, Nebenwirkungen von Medikamenten lassen nach, Warzen verschwinden. Asthma und Migräne bessern sich.

Das Besondere am 6er® Tee ist die Zusammenstellung. Ein erfahrener Heilpraktiker und Chemiker hat die Zusammenstellung ausgependelt und festgestellt, dass er eine ideale Mischung hat.

Ich trinke regelmäßig 6er® Tee und dadurch sind bei mir fast die ganzen braunen Flecken an den Händen weggegangen. Man nennt sie Altersflecken, aber in der Jugend würde man sie als Leberflecken bezeichnen. Sie kommen von der Leber. Durch den Tee kommt es zu einer Reinigung und diese Flecken verschwinden meist.

„Sehr geehrte Frau Aschenbrennern, Ihr 6er Tee hat eine außerordentlich gute Wirkung auf das Allgemeinbefinden.
Er hat mir ganz besonders im Folgenden geholfen: Meine Verdauung hat sich ganz wesentlich gebessert, sowie auch die Blasenfunktion. Die Gicht ist nicht mehr so schlimm und ich spüre eine Stärkung des Kreislaufs." ...

R. P. Mchn.

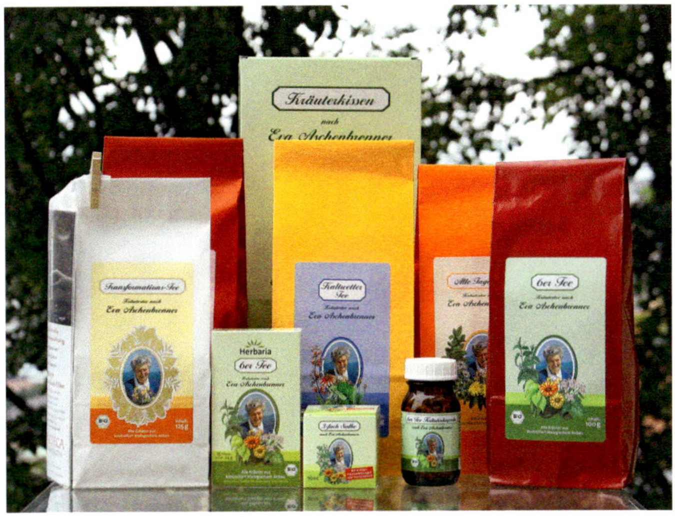

Das sind die Tees, die nach meinen Rezepten hergestellt werden.

Der Winter-Tee
Manchmal werde ich gefragt, ob der Winter-Tee nur für den Winter ist. Nein, man kann ihn rund ums Jahr trinken. Warum er diesen Namen hat, will ich kurz erklären: Ich erinnere mich gerne an meine Kindheit. Hagebuttentee bekamen wir dann, wenn es anfing kühler zu werden. Und den habe ich sehr gemocht. Es kam immer ein Schluss Brombeersaft hinein und es gab ein Marmeladenbrot dazu. Das war etwas ganz Herrliches und ich erinnere mich gerne an diese Stunden. Hagebutten sind auch im Winter-Tee und in keiner anderen meiner Teemischungen. Und deswegen bin ich auf den Namen Winter-Tee gekommen.

Winter-Tee-Kur
Trinken Sie vier Wochen täglich jeweils einen Liter, der aus vier gestrichenen Teelöffeln aufgebrüht wurde.
Das hilft bei Zucker und zu hohem Cholesteringehalt im Blut. Außerdem werden Ablagerungen aus den Gelenken geschwemmt.

Kaltwetter-Tee
Der Kaltwetter-Tee ist für die Bronchien, die Lunge bei Erkältungen und Husten. Wenn man ein Kratzen im Hals verspürt, sollte man den Tee gleich trinken. Oft verschwindet das dann und man bekommt keine Erkältung.
Für die Zubereitung nimmt man zwei gestrichene Esslöffel der Mischung auf einen halben Liter kochendes Wasser. Fünf bis zehn Minuten ziehen lassen, abseihen, fertig. Der Tee wird schluckweise getrunken.

Dreifachsalbe
Für die Dreifachsalbe braucht man etwa 500 Gramm Schweinefett und folgende frische Kräuter: Schafgarbe (Blüten und Blättchen), Ringelblume (Blüten und die kleinen Blättchen, solange sie keinen Mehltau haben), Himbeerblätter (die Spitzen der Himbeerblätter und die jüngeren Blätter). Die Kräuter werden klein geschnitten, das Schweinefett erwärmt. Geben Sie eine große Hand voll des Kräutergemisches in das flüssige Fett. Umrühren und dabei bleiben.

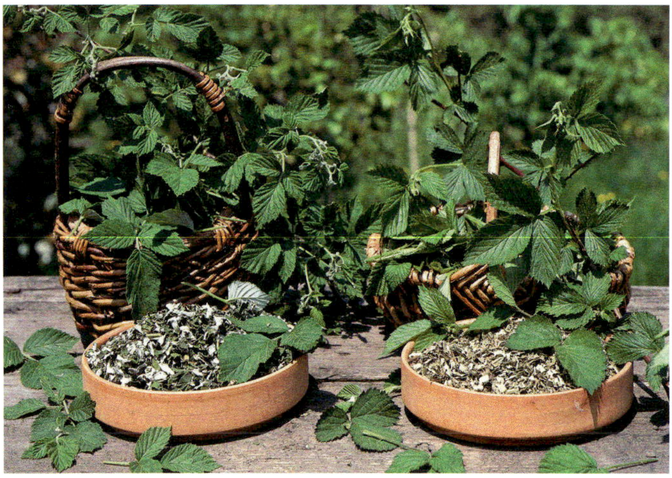

Himbeer- und Brombeerblätter – frisch und getrocknet

Vier bis fünf Minuten lang köcheln lassen. Vom Herd nehmen und drei oder vier Tage ruhig stehen lassen. Dann wird der Topf noch einmal erwärmt. Danach die Masse durch ein Tuch und Sieb geben. Fest ausdrücken. In Töpfchen abfüllen und nach dem Abkühlen im Kühlschrank aufbewahren.
Die Dreifachsalbe empfehle ich bei Hautverletzungen und fast allen Hautproblemen, wie zum Beispiel Neurodermitis. Auch bei Halsentzündungen hilft sie. Man kann die Salbe schlucken. Aber eben nur diese Salbe, weil sie aus Schweineschmalz hergestellt wird und man isst schließlich auch Schmalz auf dem Brot.

Kräuterkissen
Kräuterkissen bringen wohltuenden gesunden Schlaf und lassen sich zudem leicht selbst herstellen.
Nehmen Sie die Kräuter aus dem 6er® Tee, das sind Schafgarbe, Walnuss- und Birkenblätter, Brennnessel, Ringelblume und Melisse. Dazu Hopfen und, wenn Sie wollen, Lavendel. Nähen Sie sich einen Kissenbezug. Geben Sie die Kräuter hinein und nähen Sie das Kissen zu. Am besten wirkt es im Nacken. Legen Sie das Kissen immer wieder einmal in die Sonne. Dadurch aktivieren Sie die helfenden Inhaltsstoffe der Kräuter neu.
Sie können schon fertige Kräuterkissen mit meiner Mischung kaufen: bei Herbaria (Adresse siehe Seite 88 oben links oder letzte Buchseite).

Immunsystem

„Liebe Frau Aschenbrenner, von Herzen danke ich Ihnen. In einer für mich sehr schweren Situation haben sie und Ihr Heilwissen über die Kräuter meinem Sohn geholfen.
Mein Sohn hatte Knochenkrebs, in dessen Verlauf auch sein rechtes Bein amputiert wurde. Leider wussten wir damals kaum etwas von begleitender Alternativmedizin. Die Ärzte, die ich fragte, winken ab. So hat mein Sohn das ganze „schulmedizinische Programm" von der Chemotherapie bis zur Amputation (7 Jahre) erfahren.
Aber dann habe ich von Ihrem Kräuterwissen erfahren, Sie angerufen und Sie haben sofort einige so heilsam wirkende Anregungen genannt, die vor allem sein Immunsystem wieder auf die Beine gebracht haben. Ihr 6er-Tee ist ein unentbehrlicher Begleiter geworden. Auch die anderen Hinweise, mögen diese anderen simpel erscheinen, meinem Sohn haben sie eine neue gesunde Lebensqualität geschenkt. Er fühlt sich sehr wohl, ihm geht es gut" …
„Schon grippale Infekte, einfache Erkältungen haben früher immer Angst gemacht, jetzt werden Ihre Hinweise beherzigt („Grippetrank", rote Säfte und Gemüse usw.) und alles ist leichter zu ertragen."…

Ingrid Lisa H.

Register

Impressum

Mit 84 Farbfotos von:

Robert Aschenbrenner, Kochel am See: 3 o, 4, 14 alle, 17 u, 23 u, 56 o li, 69, 82 o, 86 beide, 87 beide, 88; **Botanik-Bildarchiv Laux**, Biberach/Riß: 5, 13, 16, 17 o, 28, 29, 43 beide, 64, 66, 68, 72 u, 73; **Christl Eberle**, Meersburg; 9 li; **Gartenschatz**, Stuttgart: 10, 11 beide, 12, 21, 32, 33, 36, 39, 52 beide, 55, 65 alle, 72 o, 76 alle, 77, 78 alle, 79, 80 alle, 81, 83, 85, 89; **Roland Krieg/Stockfood**, München: 75; **Eckart Pott**, Stuttgart: 2/3; **Reinhard-Tierfoto/Hans Reinhard**, Heiligkreuzsteinach-Eiterbach: 1, 6/7, 9 re, 18, 19, 27, 31, 38, 41, 45, 47, 49 beide, 56 o re, 59, 63, 67, 71, 74, 82 u, 84, 90; **Kosmos-Verlag/Ralf Roppelt**, Stuttgart: 25, 26; **Peter Schönfelder**, Pentling: 42.

Mit 44 Farbillustrationen von:

Marianne Golte-Bechtle, Stuttgart: 8 beide, 11, 18, 20, 22 beide, 24, 26, 29, 31, 32, 34, 35, 36, 37, 39, 43, 45, 46 beide, 50, 52, 53, 54 re, 57; **Ruth Fritzsche**, Offenburg: 58, 65, 84; **Sigrid Haag**: 10, 15, 23, 28, 40, 54 li, 55; **Reinhild Hofmann**, München; 16, 27, 30, 38, 44; **Gerhard Kohnle**, Bad Liebenzell-Unterlengenhardt: 48, 51.

Umschlaggestaltung von solutioncube, Reutlingen, unter Verwendung von zwei Bildern von Stockfood/Sabine Löscher und von Robert Aschenbrenner, Kochel am See und 1 Zeichnung von shutterstock/nafanya241.

Mit 84 Farbfotos und 44 Farbillustrationen

In diesem Buch werden Hinweise zur Naturheilkunde gegeben. Nur auf die beschriebenen Arten trifft die angegebene Verwendung zu, ihr Gebrauch setzt daher ihre sichere Kenntnis voraus. Heilpflanzentees sollten immer nur beschränkte Zeit und nicht länger als nötig eingenommen werden, auch Hausteemischungen sollte man öfter wechseln. Behandelt werden dürfen nur leichtere Gesundheitsstörungen, die keiner ärztlichen Behandlung bedürfen. **Den Arztbesuch kann dieses Buch auf keinen Fall ersetzen.**
Auch dürfen verschiedene Kräuter, wie z. B. Rosmarin oder Salbei, nicht während der Schwangerschaft eingenommen werden.
Bei der Verwendung von Kräuter oder Heilmitteln sind die Beipackzettel der jeweiligen Anwender zu beachten.

Gedruckt auf chlorfrei gebleichtem Papier.

12. Auflage

ISBN 978-3-440-15273-7
Fachliche Beratung bei allen Kapiteln: Dr. Wolfgang Hensel, Bornheim-Rösberg
Lektorat: Dr. Folko Kullmann, Birgit Grimm
Grundlayout: Atelier Reichert, Stuttgart
Produktion: Jürgen Bischoff, Ralf Paucke
Druck und Bindung: FIRMENGRUPPE APPL, aprintadruck, Wemding
Printed in Germany / Imprimé en Allemagne